定性研究在随机对照试验中的应用指南

A Practical Guide to Using Qualitative Research with Randomized Controlled Trials

原　著　Alicia O'Cathain

主　译　褚红玲　北京大学第三医院

　　　　李　楠　北京大学第三医院

　　　　曾　琳　北京大学第三医院

主　审　赵一鸣　北京大学第三医院

　　　　詹思延　北京大学公共卫生学院

译　者　（按姓氏笔画排序）

　　　　于长禾　北京中医药大学

　　　　王晓晓　北京大学第三医院

　　　　石岩岩　北京大学第三医院

　　　　刘小莉　北京大学第三医院

　　　　张　华　北京大学第三医院

　　　　周云仙　浙江中医药大学

　　　　陶立元　北京大学第三医院

　　　　廖　星　中国中医科学院

北京大学医学出版社

DINGXING YANJIU ZAI SUIJI DUIZHAO SHIYAN ZHONG
DE YINGYONG ZHINAN

图书在版编目（CIP）数据

定性研究在随机对照试验中的应用指南 /（英）欧卡
赛因（O'Cathain）原著；褚红玲，李楠，曾琳主译. —
北京：北京大学医学出版社，2019.11
　　书名原文：A Practical Guide to Using Qualitative
Research with Randomized Controlled Trials
　　ISBN 978-7-5659-2104-9

　　Ⅰ . ①定…　Ⅱ . ①欧…②褚…③李…④曾…
Ⅲ . ①临床医学 - 试验 - 指南　Ⅳ . ① R4-33

　　中国版本图书馆 CIP 数据核字（2019）第 248604 号

北京市版权局著作权合同登记号：图字：01-2019-6994

原著：A Practical Guide to Using Qualitative Research with Randomized Controlled Trials
by Alicia O'Cathain, ISBN 9780198802082
© Oxford University Press 2018

A Practical Guide to Using Qualitative Research with Randomized Controlled Trials was
originally published in English in 2018. This translation is published by arrangement with
Oxford University Press. Peking University Medical Press is solely responsible for this
translation from the original work and Oxford University Press shall have no liability for any
errors, omissions or inaccuracies or ambiguities in such translation or for any losses caused
by reliance thereon.

A Practical Guide to Using Qualitative Research with Randomized Controlled Trials 以英文
形式于 2018 年首次出版。本译著经 Oxford University Press 授权出版。译著由北京大
学医学出版社负责，Oxford University Press 对译文中的错误、疏漏、不准确、歧义及
因此而产生的损失不负有责任。

Simplified Chinese Translation © 2019 by Peking University Medical Press.
All Rights Reserved.
简体中文版 © 2019 北京大学医学出版社

对于本书中明确或含蓄提到的药物剂量，北京大学医学出版社并不判断其使用是否正
确。读者必须经常查阅产品资料，以获取厂商提供的最新产品资料和数据，以及最新
的行为守则和安全准则。译者和出版社不承担由于本译著中的错误带来的药物滥用或
误用的相关责任或法律义务。

定性研究在随机对照试验中的应用指南

主　　译：褚红玲　李　楠　曾　琳
出版发行：北京大学医学出版社
地　　址：（100191）北京市海淀区学院路 38 号　北京大学医学部院内
电　　话：发行部 010-82802230；图书邮购 010-82802495
网　　址：http://www.pumpress.com.cn
E - mail：booksale@bjmu.edu.cn
印　　刷：中煤（北京）印务有限公司
经　　销：新华书店
责任编辑：董采萱　　责任校对：靳新强　　责任印制：李　啸
开　　本：710 mm×1000 mm　1/16　　印张：13.25　　字数：180 千字
版　　次：2019 年 11 月第 1 版　　2019 年 11 月第 1 次印刷
书　　号：ISBN 978-7-5659-2104-9
定　　价：68.00 元

中文版序一

很高兴向各位推荐《定性研究在随机对照试验中的应用指南》这本书，相信这本书对你的临床研究有用，值得一读。

我在生殖医学领域组织了多个临床研究，论文在 *JAMA* 等杂志上发表，在推动生殖医学临床实践方面做了一点工作。我所做的临床研究多采用定量研究方法，更偏向于随机对照试验，因为这类研究可以产出高质量的循证医学证据，有可能改进临床实践，给患者带来实质性健康收益。在我的认知框架内，随机对照试验有国际学术界公认的方案，按《药物临床试验质量管理规范》（GCP）原则组织实施，从研究方法角度似乎到头了。读了这本书以后我欣喜地发现，随机对照试验的研究方法还有进一步改进提升的空间，即引入定性研究，补充完善随机对照试验各个阶段的研究工作。回想我做过的研究，在组织实施的各个阶段确实可能存在一些问题，过去不知道该怎么办，因为这些问题不在随机对照试验规范的框架内。现在看来有可能用定性研究方法研究处理这些问题，进一步提高随机对照试验的内在质量，是下一阶段值得探索的方向之一。

这本书的引进得益于北京大学第三医院临床流行病学研究中心赵一鸣教授的团队。该中心成立于 1996 年，是国内第一个在医疗机构内成立的临床研究技术服务和支持平台，在提高医院临床研究能力和研究水平、培养临床研究人才方面发挥了重要作用。本书是关于如何将定性研究应用于随机对照试验的准备、实施和过程评价等阶段。由该中心临床研究方法学团队主导，另外邀请了中国中医科学院、北京中医药大学、浙江中医药大学的几位具有丰富定性研究经验的老师共同参与。翻译团队还融合了随机对照试验和定性研究方法的专家，具有全面、丰富的理论基础和实践经验。

我国正进入临床研究大发展的快车道，国家的政策支持和资金投入是利好消息。从临床研究方法角度引进更多的新方法、新技术，提升临床研究的质量，为我们创新发展提供了机遇。定性研究应用于随机对照试验是一个有发展潜力的研究方向，希望更多的医生和研究者参与其中。这本书是一个引子，后面是在实践中消化、吸收、再创新，为提升我国临床研究的整体水平添砖加瓦。

北京大学第三医院

中文版序二

当你翻到这一页时，一定会有许多疑惑。首先，《定性研究在随机对照试验中的应用指南》的书名使你困惑。随机对照试验是规范的临床试验方案，为什么和定性研究掺和在一起？临床研究方案相对独立，将两个不同的研究方案放在一起开展研究能行吗？你的疑问也是我看到这本书当时的疑问。有疑问不是坏事，至少疑问产生的好奇心会引导我们看看这本书，看看作者是如何将两者结合起来的，或者另有故事。

一个课题一个研究方案是设计原则，即研究者一旦选择了随机对照试验，方案中就不宜嵌入其他研究方案，以免互相干扰，增加研究难度，降低可行性。在随机对照试验中嵌入定性研究显然不符合上述原则。但仔细阅读本书后你会发现，书中所介绍和强调的定性研究，是在随机对照试验研究的某些环节应用定性研究方案，而不是在随机对照试验方案中增加定性研究的内容。随机对照试验还是随机对照试验，跟我们过去的理解和认识一致。本书中所指的定性研究，主要用于临床试验前和试验后，基于一系列问题和需求，如果引入定性研究可以为随机对照试验保驾护航，产生事半功倍的效果，甚至使随机对照试验增值。除了在随机对照试验前后开展定性研究外，试验过程评价也可以应用定性研究方法，保证过程评价的科学性和完整性。本书在上述三个方面做了详细的介绍，并附有一部分案例，便于读者理解。

本书的引进出版给国内临床研究者打开了一扇新的窗，让读者换一个视角看随机对照试验、看定性研究——原来临床研究还可以这样做！我认为这是这本书翻译过来呈献给读者最有价值之处。当然，外国人的思维习惯跟我们不太一样，因此这本书读起来有点吃力，总使人感觉到隔着一层窗户纸没有捅破。但这是没有办法的事情——翻译要尊重原文，完整地呈现原著作者的思想，只能这么写。指出这一点是给你打预防针，要准备在比较难受的情况下坚持读这本书，否则很可能前功尽弃。第一部分读起来比较吃力，许多问题讲一半，没有落地——说得似乎有点道理，但又点到为止，没有讲清楚。第二部分和第三部分好读一些，有案例，比较务实，有很好的参考借鉴价值，对于我们理解认识第一部分的内容有帮助。我建议静下心来读几遍，开始看不懂就往下看，之后再回过来看前面的内容，慢慢就能看懂理解了。在看懂理解的基础上，结合我们的实践和习惯，把书中的指南转变为用我们的方式进行解读和表述。这是临床研究方法学需要做的工作，你是否有兴趣和我们一起来做这件事情？

改革开放40年，我们走过了发达国家几百年才走完的路，我们正处于创建创新型国家的历史机遇期。我国在临床研究领域的投资快速增加，临床研究的政策支持力度也在快速加大，临床研究正在进入快车道。我们的任务是抓住这个历史机遇期，一方面积极参与临床研究，为临床研究保驾护航；另一方面发展学科，构建完善我们理解的临床研究方法学。定性研究是临床研究方法中的短板，长期未受重视，现在有人开始重视了，从国外引进，这本书是这一过程中小小的一步。我们要在引进的基础上消化、吸收，本地化，再创新……其中，关键是实践和创新。我相信经过努力，我们完全有机会步入国际先进行列，完善临床研究方法学的学科体系，促进我国临床研究整体水平的提高。

北京大学第三医院临床流行病学研究中心

原著引言

为什么需要本书

在卫生研究领域，将定性研究（qualitative study）与随机对照试验（randomized controlled trials，RCTs）结合使用并非创新。研究文献中已有许多优秀的例子，也有许多富有洞察力的方法论反思，这些都推动了该领域近年来的发展。在一些研究领域中，研究人员早就认识到，由于他们所评估的干预措施、开展 RCT 的环境以及接受健康干预的社区或患者群体的复杂性，将这两种截然不同的研究方法相结合已是一种常态。而在另外一些领域，将定性研究添加到 RCT 中的做法可能会被质疑而需审慎地看待。本书主要针对前面所提及的第一种研究领域，因为尽管将定性研究和 RCT 结合起来是这些领域研究的一种常态，但对于如何最好地做到这一点却鲜有实用的指导。这本书也可能对第二种研究领域有用，展示了为什么想在 RCT 中使用定性研究，以及该如何进行这项研究。

尽管许多研究者将定性研究和 RCT 结合起来，但很少有人关注在这一背景下定性和定量数据及结果的整合。整合是混合方法研究中一个隐含的部分，经常被忽视。本书为填补这一空白做出了贡献。书中详细阐述了定性研究和 RCT 之间何时需要整合，以及应该如何整合。

本书主要内容

本书侧重于定性研究和 RCT。定性研究强调主观性、灵活性、开放的资料收集、调查深度和背景；RCT 则强调客观性、标准化、测量，以及减少偏倚这一关键目标。这两种方法之间的明显差异使它们的组合成为混合方法研究中最有趣的"极端情况"。实际上，这本书处于混合方法研究和更具体的混合方法评估的框架内。熟悉这些领域的读者将看到在大框架下这两种研究方法的相似之处，也将看到定性研究和 RCT 之间的巨大差异会带来哪些独特的挑战。

本书更加关注定性研究与 RCT 的结合，而非宽泛的实验性研究。研究人员将在书中找到很多在正式开展的 RCT 之外指导研究实践的方法，包括进行试验前、后的设计，以及调整试验前、后对结果的评估。这本书关注 RCT，因为有一个由"试验专家"组成的研究组织，他们与 RCT 一同生活、睡眠、呼吸，并建立起像临床试验单位这样的机构来支持 RCT 的设计和实施。RCT 的规则和规定对定性研究提出了特殊的挑战。

本书的重点是医学研究，因为大多数 RCT 应用于这一领域。医学是一个广泛而多样的领域，包括卫生服务研究、公共卫生、技术评估、健康促进、护理、康复、初级保健、全球卫生等等。所有这些都是开展医学研究的子专业，而定性研究和 RCT 的结合是它们的核心，本书借鉴了大量上述子专业的研究实例。虽然这本书的重点是医学，定性研究和 RCT 的结合也与社会和教育研究密切相关。

本书是关于将定性研究应用于 RCT 的准备或实施阶段的专著，关注各种类型的 RCT 设计，既包括探索性 RCT，也包括实用性 RCT。考虑到其他优秀的著作已经很好地解决了如何开展定性研究、如何开展 RCT 的问题，本书不再赘述。本书的重点是如何在 RCT 的特定背景下进行定性研究。

谁应该阅读本书

本书是为在 RCT 之前或期间进行定性研究的研究人员编写的。研究人员通常在没有学习相关知识的情况下设计和开展服务于 RCT 的定性研究，因为这并不是在研究生（硕士或博士）学习阶段详细介绍的内容。当研究人员接触到这一领域的第一份工作时，他们倾向于从经验中学习。因此，本书带着读者经历了一个从设计到报告的研究过程，在每一步都提供了实用的建议。

本书也可能对开展 RCT 的研究人员有用，这样他们可以很好地规划定性研究在 RCT 中的应用，并很好地了解其同事完成工作所应承担的任务和所需资源。能够在 RCT 中熟练开展定性研究的研究人员也可能从书中有所收获，因为它同时汇集了各种各样的指导和思考。对于来自基金委员会、期刊编辑委员会的研究者，以及基金、期刊文章的审评人员，当他们面对的是定性研究与 RCT 相结合的研究时，也许会发现本书有助于他们对研究方法的合理性做出判断。

最后，研究生（硕士和博士学位）可以在文章和学位论文相关的 RCT 实施之前或期间开展定性研究。本书提供了实用的指导和广泛的参考资料，适用于任何实证工作中。

作者的观点

为了便于读者理解本书的编写架构，我将在这里阐述我的一些观点和认识。读者可能对书中的某些内容持有不同的观点，我很乐于见到这种情况，观点的多样性有助于产生新的认识。我认为：

◆ 对用于改善健康的干预措施进行效果评价是非常重要的。RCT 减少了衡量有效性时的混杂和偏倚。因此，我认同 RCT，不试图挑战"RCT 范式"。然而，我确实建议研究人员认真考虑如何开展 RCT，并考虑通过创新性的改变来更好地平衡 RCT 的优缺点。

◆ 将 RCT（及其伴随的经济建模）作为有效性证据的唯一来源存在很大的问题。我相信，将其他方法特别是定性研究与 RCT 结合使用，可以产生比单独 RCT 更有效的证据。

◆ 研究人员应仔细考虑定性研究与 RCT 相结合的价值。不仅仅是将定性研究作为 RCT 研究的补充，而是从整体上进行思考和评价，将定性研究和 RCT 视为整体评价中具有同等价值的部分。现实情况可能会大相径庭，即定性研究仅被视为 RCT 这一核心评价的补充。我在书中的语言有时会描述后一种状态，因为这是我目前所处的环境，但我的目标是让研究人员在评价中将定性研究和 RCT 视为"同等重要"的方法并实践。

语言

本书全篇使用的"随机对照试验"（randomized controlled trial），简称为 RCT。在一些研究领域和国家，它也被称为"随机临床试验"（randomized clinical trial）。

如何使用本书

这本书的写作是为了让忙碌的研究人员和学生能够了解相关内容，他们可能会结合其他书籍和方法学期刊的文章一起阅读。对于那些有兴趣深入探讨所涵盖的各种主题的读者来说，本书简短易读，并为进一步阅读提供指引。

每一章开头都提供了章节内容的概览，以便读者决定是否值得阅读整个章节。在每一章的末尾有要点总结，以便读者快速消化学习要点。大多数章节都用方框中的内容描述示例，以帮助读者通过示例学习。

本书概述

本书分为三个部分：
- ◆ 第一部分：定性研究在随机对照试验中应用的合理性、研究设计和研究范式
- ◆ 第二部分：定性研究在随机对照试验中的应用指导
- ◆ 第三部分：研究团队

第二部分给出了本书书名中所表述的应用指导。每章重点介绍一个在 RCT 背景下进行定性研究的关键步骤，这些步骤包括：撰写计划书、选择研究问题、收集数据、分析数据、整合定性和定量部分、发表文章。第一部分与其说是介绍了开展这类研究的实用性，不如说设定了实际应用的场景。第三部分关注的是我们在研究过程中密切合作的人，并提供了许多实用的建议，以确保这些互动是积极和富有成

效的。

为增进本书作为应用指导的作用，本书在每一章的结尾都会列出少量问题，以督促读者思考他们正在设计或正在开展的项目。

原著致谢

衷心感谢 James、我的家人和朋友们，他们总是询问这本书进展如何。他们让这本书的写作过程令人兴奋。

专业方面，感谢谢菲尔德大学（University of Sheffield UK）的 ScHARR 为我提供了研究假期用于写作本书的大部分章节，感谢 Vicki Plano Clark 博士鼓励我写这本书，感谢英国医学研究委员会（UK Medical Research Council）资助了促成本书的相关方法学工作，感谢一同完成本书 QUART 研究的共同作者们，感谢阅读并对各章节提出意见的同事们，也要感谢全世界用定性研究和 RCT 结合的方法开展了优秀研究的同仁们。

目 录

第一部分

定性研究在随机对照试验中应用的合理性、研究设计和研究范式

1

定性研究在随机对照试验中应用的合理性

概览

阅读本章以了解：

◆ 定性研究及随机对照试验的定义

◆ 与定性研究关联最强的干预类型

◆ 在随机对照试验中应用定性研究的原因

◆ 何时不应在随机对照试验中应用定性研究

◆ 定性研究与不同健康研究领域的相关性

1.1 引言

经常能听到研究人员说他们将开展定性研究来"解释试验的结果"。这一章就解释了在随机对照试验（randomized controlled trial，RCT）中使用定性研究的各种原因。在解决这些问题之前，本章给出了定性研究和 RCT 的定义。

1.2 定性研究的定义

对于定性研究，没有一个统一的定义或一套公认的概念，不同的学科、研究团体和研究人员的理解有所不同。一些研究人员可能不同意下面给出的定义，但这些定义是经过谨慎选择的，因为这些定义与特定的为改善健康和卫生保健提供循证基础的研究相关。

在反思了定性研究对循证医学和卫生保健的贡献后，Barbour（2000）将定性研究定义为：

◆ 探索性的；

◆ 用于描述、理解和解释现象的；

- ◆ 回答"是什么""为什么"和"如何"等问题；
- ◆ 使用一套特定的方法来生成数据，例如半结构式访谈、焦点小组讨论、实地观察、文档分析；
- ◆ 强调背景；
- ◆ 适用于研究过程以及结局发生的机制。

在描述定性研究如何应用于卫生技术评估时，Murphy 和他的同事们将定性研究定义为"收集、分析和解释那些不易简化为数字的资料。这些资料与社会环境以及其中人的概念和行为有关"（Murphy et al.，1998，p.iii）。这些学者将定性研究的主要特征确定为：

- ◆ 采用被研究者的观点；
- ◆ 关注描述；
- ◆ 强调环境和整体观；
- ◆ 强调过程；
- ◆ 具有灵活性。

将研究分为"定性的"和"定量的"并不总是很容易，研究人员对此持不同的观点。例如，有些学者将"定性研究"一词用于调查或非结构式访谈，调查结果以百分比报告（O′Cathain et al.，2014b）。在本书中，这些都不能被定义为定性研究。本书的假设是，定性研究包括正式的定性资料收集（访谈、焦点小组讨论、观察、文档）和分析（文本分析，通常有相关引用作为支持）。本书所指的定性研究可以包括来自调查的开放性问题，但前提是对问题的回答丰富而深入，且针对回答进行了深入的文本分析。定性研究不同于在 RCT 可行性研究中研究人员对遇到的问题所做的反思性报告，也不同于可能借鉴了定性研究方法但不符合我们的上述定义的研究。例如，研究报告使用了"观察"和"实地记录"，但没有在出版物中显示定性资料收集或分析的证据，在本书中不属于定性研究。

1.3 随机对照试验的定义

在医学领域，RCT 被定义为：将两种或两种以上干预措施（可能包括干预或不干预的对照）随机分配给受试者，以进行比较的试验。（http：//community-archive.cochrane.org/sites/default/files/uploads/glossary.pdf），有些情况下会使用"随机临床试验"（randomized clinical trial）这一术语，原因是以往的 RCT 通常在临床这一场景下测试干预措施。本书使用的是"随机对照试验"（randomized controlled trial）这一术语。因为后者强调的是用于测试改善健康的干预措施的试验，试验可以在包括学校、社区及医疗机构在内的各种场景中开展。

1.4 干预的类型——不仅是复杂干预

RCT 用于评估不同类型的干预措施，如药物、器械和所谓的复杂干预。复杂干预有几个相互作用的组成部分，所提供或接受的干预措施内容多或难度大，干预措施需要针对多个不同的分组或不同的组织水平，结局数众多，并且干预措施需要有灵活性或可调整性（Craig et al.，2008）。复杂干预的例子包括：改变生活方式来减肥，或重新构建卒中的医疗服务。与复杂干预相比，药物干预可能被称为简单干预，但 Craig 等（2008）指出很少有真正简单的干预措施。事实上，越仔细琢磨一个干预措施，就越能发现其中的复杂性。

越来越多的学者认识到，在卫生领域评估的许多干预措施都是复杂的。的确，对干预措施复杂性的了解日益加深，这已经让定性研究被关注并应用于复杂干预措施开发和评价的各个阶段。虽然复杂干预对这本书很重要，定性研究在评估复杂干预时很可能是必不可少的，但定性研究的意义超出了应用于复杂干预研究。一个"简单"的干预，比如药物，可以用于复杂的患者群体。例如对阿片类药物成瘾者给予美沙酮处方（Romo et al.，2009）。"简单"的干预也可用于复杂的环境中，例如在非洲社区环境中测试某种减少性传播疾病的药物（Shagi et al.，2008）。这些针对简单干预的 RCT 也可以从定性研究中获益，定性研究能够考虑到并理解这背后的复杂性。

1.5 在随机对照试验中应用定性研究的十个基本理论

本章的重点是将定性研究应用于 RCT 的一系列基本理论。这些理论并不是相互排斥的，但如果能从下面的十个不同角度去理解它们，也许会更有帮助。

1.5.1 处理与证据产生有关的一系列问题

在医学研究的背景下，RCT 用于检验新药、服务或技术是否能改善健康。RCT 被认为是效力证据等级金字塔中的金标准。然而，即使很多问题在证据产生的过程中都很重要，但隐藏于其中的问题"它有效吗？"已经成为金标准问题。现实主义的评价提出了这样的问题："在什么情况下对谁有效？"（Pawson and Tilley，2004）定性研究可以解决以下问题：干预措施如何发挥作用（影响机制），如何以及为什么会以不同的方式实施干预措施，研究环境为何以及如何影响研究及其结果，以及如何改进衡量效果的方法。

1.5.2 在产生有效证据时节省时间和金钱

开发一种干预措施，在可行性研究中进行初步测试，进而在 RCT 中进行评估，整个过程可能需要 5 ~ 20 年的时间。单次干预可能就需要花费大量资金。重要的是要尽可能多地了解干预措施本身，及其对类似干预措施的影响，从而在这一规模的投入下获取最大的收益。花力气用定性研究来为 RCT 做准备，能够为优化干预措施提供帮助，并让人们相信正式开展的 RCT 是可行的。这么做可以减少昂贵的 RCT 采用有缺陷的干预措施或者试验对象难以招募的情况，从而节省开支。如果干预措施在 RCT 中被证明是有效的，那么在 RCT 期间开展的定性研究可以帮助我们确定干预措施是如何产生效果的。这样就不会把钱浪费在那些无法达到 RCT 中效应的日常干预措施上了。

1.5.3 为制定有效的干预措施做出贡献

如果一个干预措施还没被充分理解、开发完善，就开展一个规模庞大而昂贵的 RCT 来验证效果，很可能会浪费资源。因为结果可能是干预措施根本不能被有效实施，要么是医学专业人员无法操作，要么是患者不接受。关于干预措施的可行性和可接受性问题，可以在 RCT 的准备阶段加以讨论。定性研究可用于解决这些问题，并有助于在进行昂贵的评估之前优化干预措施及其实施方法。使用定性的方法，如对干预措施实施者的访谈和焦点小组讨论，可以探讨干预措施需要进行哪些改进，以及如何在日常实践中最好地实施新的干预措施。对接受干预的患者进行访谈和开展焦点小组讨论，可以探讨新干预措施的改进需求，以及干预措施如何适应患者的生活及其对健康状况的管理。框 1.1 中的例子展示了定性研究与 RCT（和经济模型）相结合，能够在真实世界中产生影响。这个例子说明了第一步使用定性研究识别现有服务中问题的效力。这有助于改变服务措施，然后在 RCT 中进行评估，最后在常规医疗中成功实施。

框1.1　举例：将定性研究作为产生有效性证据的第一步

　　英国的一个研究小组在巴基斯坦进行了一项 RCT，比较两种治疗结核病的方法。现有的方法是由一名卫生工作者连续两个月每天在卫生中心"直接观察治疗情况"。RCT 中将现有的方法与新方法进行了比较，后者使用了更有利于患者的策略，即由社区卫生志愿者或家庭成员进行治疗监督和患者支持。新方法的提出是基于对 36 名结核病患者开展的定性研究。在报道该定性研究的文章摘要部分总结道："这项研究的目的是提供信息，帮助研究人员设计潜在的（结核病）治疗策略，这一做法已被证明非常有价值。"（Khan et al.，2000，p. 247）RCT 研究显示，新方法的治愈率高于现有方法（Walley et al.，2001）。这项序贯设计的混合方法研究还包括一项成本效益研究，该研究改变了政府政策和公共服务准则以及结核病防控。从 2008 年起，新方法在尼泊尔和巴基斯坦全面推广，每年为超过 30 万人提供更好的护理，降低死亡率，提高结核病患者的生活质量。

Source：data from Khan，MA et al. Tuberculosis in Pakistan：socio-cultural constraints and opportunities in treatment. *Social Science and Medicine*，Volume 50 Issue 2，pp. 247-254. Copyright © 2000 Elsevier Science Ltd；and Research Excellent Framework 2014，*Impact case study database*，available from http：// impact.ref.ac.uk/ CaseStudies/

1.5.4 提高 RCT 的可行性和效率

进行 RCT 是有挑战性的工作。它们可能难以招募到足够的受试者，导致统计效能较低；或者可能需要较长时间的招募，从而需要更多的经费。定性研究可以帮助改进 RCT 的实施过程。例如，对负责招募 RCT 患者的卫生专业人员进行访谈，对参与 RCT 的患者进行访谈，这些可以帮助发现那些与不愿意参与 RCT 有关的误解。对招募过程的非参与式观察可以确定导致这些误解的沟通模式。

1.5.5 提高 RCT 的外部真实性

RCT 在外部真实性不足这一方面受到很多批评。因为 RCT 的研究对象非常局限，仅能代表日常实践中接受干预的一小部分人。实用性 RCT（pragmatic RCT，PRCT，见第 4 章）通过放宽招募条件来解决这一问题。然而，即便是在 PRCT 中，仍然有些患者会选择不参加 RCT。我们可以对那些选择不参与 RCT 的人开展定性研究，或者对招募过程进行观察，来确定实施过程中可能让人产生排斥的行为。

1.5.6 解释 RCT 的结果

理论上，得出阴性结果的 RCT 与得出阳性结果的 RCT 同样有价值。然而在实践中，确认干预无效的阴性结果 RCT 会让人觉得是在浪费时间和金钱。在这种情况下，定性研究可以帮助理解为什么干预是无效的，从而引导其他研究人员去发掘可能更有效的干预措施，而不是继续评价无效干预（参见框 1.2 中的例子）。或者，当 RCT 得到阳性结果时，定性研究能帮助明确干预措施中的哪个关键点对效应的产生（作用机制）有贡献。

1.5.7 促进知识从 RCT 向真实世界转化

决策者、实践者、患者和公众都希望将 RCT 的证据应用于真实世界。如果一项干预在实验条件下被证明有效，那些希望在日常实践中应用这一发现的人会想知道：干预的哪些方面对有效性（作用机制）是至关重要的，以及验证干预措施时该措施所处的环境及相关条件如何。例如，RCT 中的对照组可能是患者的常规治疗。"常规治疗"的含义可能因国家和时间的不同而有所差别。而这有可能会影响干预措施的相对有效性，导致不同国家、不同时期的相对有效性存在差异。定性研究可以帮助理解作用机制和条件，从而指导人们理解有效性证据的外推性。

框1.2 举例：定性研究解释了RCT的结果，并引导研究人员提出可能更有效的干预措施

一个整群 RCT，其中干预措施是宣传册。宣传册中提供了可供女性在产科保健中做出决策时参考的相关研究证据。结果发现该干预并没有增加女性做出正确决策的百分比（O′Cathain et al.，2002）。与 RCT 同时进行了定性研究，虽然定性研究发现了宣传册的一些问题，但主要问题其实在于，当时英国的产科保健文化是"知情服从"而不是"知情选择"（Stapleton et al.，2002）。也就是说，医院系统和卫生专业人员会引导妇女做出卫生从业人员喜欢的选择。这意味着，通过手机等不同的方式提供研究证据，并不能促使在产科保健中进行"知情选择"。定性研究为今后的干预措施提供了指导，即应将重点放在产科保健文化上，使其对"知情选择"更加开放。

Source：data from Stapleton，H.，et al. Qualitative study of evidence based leaflets in maternity care. *British Medical Journal*，Volume 324，Issue 7338，p. 639. Copyright © 2002 British Medical Journal Publishing Group.

1.5.8 有助于理解复杂性

复杂干预具有多面性和对社会环境的依赖性，因此评估起来昂贵且具有挑战性。这些复杂性给 RCT 带来了方法学上的挑战（Oakley et al.，2006），因为 RCT 难以对干预措施进行标准化的设计与实施，也难以理解干预措施实施环境的特征（Craig et al.，2008）。虽然 RCT 可能是评估干预有效性最严谨的方法，但定性研究可以帮助理解这些干预措施的复杂性（Glenton et al.，2011）及实施干预措施的环境。

这种理解可以帮助决策者、实践者和患者决定如何在日常实践中提供医疗保健。

1.5.9 通过听取重要利益相关方的意见，提高证据生成的相关性

一个在 RCT 中使用定性研究的方法学研究中，两名来自公众和患者的代表对将定性研究作为工具表示欢迎。在产生证据时，定性研究这一工具可以用来听取两个重要群体的声音：帮助人们改善健康状况的普通从业者，以及有健康问题的人（O′Cathain et al.，2014b）。定性研究有助于确定所需干预措施的类型，或待评价干预措施的可行性问题，以便将干预措施与那些在真实世界中提及、提供或使用它们的人联系起来。

1.5.10 促进有效性证据的生成

一项定性访谈研究纳入了 20 位英国的研究人员，他们开展了混合方法评估中的 RCT 或定性研究部分。受访者确定了定性研究的以下作用（O′Cathain et al.，2014a）：

- ◆ 解决问题：在判断可行性阶段识别问题，以防止它们在正式 RCT 阶段出现。
- ◆ 解释：帮助解释 RCT 结果。
- ◆ 翻译：帮助应用研究结果的人理解不同环境下 RCT 结果的适用性。

受访者还确定了定性研究的非预期作用，包括：

- ◆ 纽带：一些利益相关方对开展 RCT 非常重要，定性研究是联结他们的纽带，从而确保 RCT 得以完成
- ◆ 产生知识：帮助洞察患者的体验，这些体验有可能在 RCT 环境之外改善医疗和健康保健。

框 1.3 中是一个获得了意外收获的例子：RCT 初期的受试者对干预措施感到困惑，定性研究制止了后续受试者继续使用同样的干预措施。

框1.3　举例：来自定性研究的意外收获

　　Murtagh 及其同事（2007）开展了一项定性研究，以了解一项三臂设计 RCT 中患者对干预的体验，干预措施是来自计算机的决策支持，针对的是正在考虑是否接受抗凝治疗的心房颤动患者。研究者在开展 RCT 时，同时进行了非参与观察和半结构化访谈。结果研究团队终止了 RCT 三个试验组中的一组，因为该组的干预措施（标准博弈训练）在参与者中引起了困惑，被认为不太可能产生有效数据。定性研究的结果对 RCT 的实施提出了方法学和伦理学上的问题，"与 RCT 的数据监查委员会一道，开展并行而又互补的工作，以确保遵守'不伤害'这一原则"（p. 229）。

Source：data from Murtagh，M.J.，et al. Qualitative methods in a randomized controlled trial：the role of an integrated qualitative process evaluation in providing evidence to discontinue the intervention in one arm of a trial of a decision support tool. *Quality and Safety in Health Care*，Volume 16，pp. 224-229. Copyright © 2007 BMJ Publishing Group Ltd.

1.6 思考定性研究对产生有效性证据的价值

　　一篇已发表综述报告了在 RCT 中开展定性研究对于产生有效性证据的潜在价值（表 1.1）。这一价值被认为是"潜在"价值，而不是报告的或实际的价值，因为研究人员很少报告针对定性研究结果所采取的行动。其中有些例子在本章节前面的内容中已经进行了描述。

1.7 在随机对照试验中不使用定性研究的六个理由

　　一些研究者对在 RCT 中使用定性研究提出了担忧。这些担忧可能不会在实践中得到解决，但为了提高质量，值得认真思考。

1.7.1 这是一种时尚——似乎每个人都在这么做

　　在一些国家，在 RCT 中开展定性研究是很常见的，而在另一些国家则不常见。在常见的地方，一些研究资助者可能希望在任何一份

表1.1　定性研究在产生有效性证据方面的潜在价值

价值领域	潜在价值	案例
偏倚	避免测量偏倚	有助于在相关的患者组中，测试某工具的表面效度和内容效度
效率	提高入组率	在特定的试验中通过观察和访谈来确定招募中的问题
	节约经费	当干预措施效果不好、可接受性不好或试验设计不能被接受时，阻止尝试开展正式试验
		正式试验可能会非常昂贵，确保仅在优化干预措施后进行该试验
伦理	让试验更人性化	招募和沟通策略能够关注医学专业人员和患者，从而让他们得到正向的体验
	改善知情同意	挑战关于知情同意金标准的现有假设，即更重视信息本身而不是沟通过程
实施	促进干预在真实世界中的可复制性	描述干预措施的细节，以便其他人可以在真实世界中复制完整的干预措施
	促进研究发现向真实世界转化	明确对成功至关重要的影响机制或环境因素
解释	解释试验的发现	解释为什么试验得到阴性结果，这可以阻止其他针对类似干预措施的试验开展
		考虑使干预措施有效的研究环境，以支持其在真实世界中的推广和转化
		解释结果的变异
适用	确保干预措施满足医学专业人员和患者的需要	确定干预措施对重要利益相关方的价值
成功	确保试验成功、合理、可行	得到利益相关方对试验的支持，使试验适应当地的需求和文化背景
效度	提高内部效度	确保使用合适的测量方法获取正确的测量结果
	提高外部效度	对于难以入组的人群，帮助研究人员扩大招募范围

经作者授权转载：O' Cathain，A.，Thomas，K.J.，Drabble，S.J.，et al. (2013) What can qualitative research do for randomised controlled trials？ A systematic mapping review. *BMJ Open* 2013；3：e002889. doi：10.1136/bmjopen-2013-002889. Copyright © 2013 BMJ Publishing Group Ltd.

基金标书中看到它，而研究人员可能只是为了获得资助而将它包括在内。这可能会导致对定性研究不加思考地使用，而在实际研究项目中，定性研究的结果却被忽视。由于定性研究在认识和理解特定项目上具有价值，因此，一项用心完成的定性研究可能在实践层面更有用。

1.7.2 这是一项额外的开销

评价要在有限的资源下完成。需要决定如何使用有限的可用研究经费。定性研究需要经费投入，并且对于任何评估，定性研究都要承诺带来有价值的贡献，这样它才会被视为一项有价值的投资。Oakley 等（2006）认为，进行过程评价（其中包括定性研究，见第 2 章）的额外成本是可以被接受的，因为能够使解释更强有力，并且有助于理解干预可以推广到何种程度。得到这种结果的前提是，所进行的是一个高质量的定性研究，并且定性研究的结果能被听取和采纳。因此，尽管这是一项额外的短期支出，但在适当的条件下，从长期来看，这应该是一项有价值的投资。

1.7.3 有可能毁掉 RCT

一些研究者担心定性研究可能会对 RCT 产生不利影响。例如，定性研究的访谈者可能会影响治疗效果（O' Cathain et al.，2014a）；或者，如果为了将 RCT 参与者纳入定性研究而需要其做出额外承诺，则会阻碍 RCT 的招募（Murtagh et al.，2007）。这些问题只需要在特定研究的背景下考虑，如在以下这些情况时：规模非常小的 RCT，定性研究与干预密切相关，受试者可能对研究负担异常敏感。

1.7.4 研究人员已经在无意识中使用了不规范的定性研究解决问题

2013 年在美国的临床试验学会年会上，召开了关于在 RCT 中进行定性研究的研讨会（SCT，2013），会上听众提出的第一个问题是，当 RCT 的研究人员已自行开展相应的工作但又不将其标记为定性研究时，为什么还有必要进行定性研究。也就是说，如果 RCT 的招募进行得很糟糕，研究人员就会与负责招募的人员会面，找出问题并实施解决方案。召集研讨会的研究人员反驳说，用这种方法可能无法找出其中的一些关键问题，因为负责招募的人员自己并不了解这些问题；采用非参与式观察或深度访谈的方法可能会有助于发现隐藏在招募实践中的行为，并提供后续改进措施。

1.7.5 开展的定性研究通常较差

一些定性研究人员对在 RCT 中应用定性研究没有兴趣，他们可能担心自己的方法学被绑架来为一个定量研究的专家服务。他们可能认为在符合 RCT 研究模式的背景下进行的定性研究，会过分强调定性研究的实用性，而丧失了定性研究的优势。我们乐于见到研究人员表达类似的担忧，这将有助于研究人员在 RCT 中开展定性研究时反思他们的实践，并带着思考前行，而不是简单地随波逐流。从事定性研究和 RCT 的研究人员必须注意质量的含义（见第 13 章），并完成高质量的定性研究。

1.7.6 RCT 在某些环境下并不适用

Parry 和 Power（2016）认为，对于通过提高医疗质量改进有效性这一研究领域，大规模 RCT 并不是发展的方向。他们担心在 RCT 中没有开展足够的工作来理解和影响引入干预措施的环境。学者们承认定性研究在理解实施环境方面的优势，但他们建议使用替代 RCT 的其他试验方法。虽然没有明确说明，他们的论点可能是：目前使用的定性研究与 RCT 相结合的方法可能不足以应对应用干预措施的某些复杂环境。

1.8 在医学研究不同领域的应用

定性研究与 RCT 被一同应用于医学领域的众多研究方向：安宁疗护、初级保健、公共卫生、健康促进、卫生技术评估、卫生服务研究、护理、医学和康复。安宁疗护等一些医学领域的研究人员大量开展定性研究和 RCT，提供了对方法学问题的反思（Flemming et al.，2008；Higginson et al.，2013）。

1.9 要点

◆ 定性研究可以为制定和完善干预措施、提高 RCT 效率、帮助解释 RCT 结果以及探索促进有效干预措施向真实世界转化的条件做出宝贵贡献。

◆ 定性研究对于具有以下特征的 RCT 可能是必不可少的：干预措施复杂的 RCT，干预措施简单但患者群体或实施环境复杂。

◆ 定性研究需要投入经费，应注意在 RCT 中体现其应用价值。

◆ 并不是所有的研究者都认可在 RCT 中应用定性研究是有意义的。

◆ 定性研究与 RCT 结合被同时应用于医学领域的很多研究方向。

1.10 思考问题

◆ 你在 RCT 研究中应用定性研究的理由是什么？

◆ 你如何知道定性研究对 RCT 本身或有效性证据产生的价值？

延伸阅读

Craig, P., Dieppe, P., Macintyre, S., Michie, S., Nazareth, I., Petticrew, M. (2008). Developing and evaluating complex interventions: the new Medical Research Council guidance. *BMJ*, **337**, a1655. doi: 10.1136/bmj.a1655.

2

研究框架、设计和指导

概览

阅读本章以了解：

◆ 不同的评估框架

◆ 定性研究与 RCT 相结合的研究框架和设计

◆ 伴随 RCT 使用的定性研究的不同框架（过程评价或嵌入式定性研究）

◆ 使用不同的标签表示不同方法之间的关系

◆ 定性研究在 RCT 中开展的指导

2.1 引言

研究框架和研究设计可以帮助研究人员拟订研究计划，并与其他研究人员和利益相关者进行沟通，建立起一个方法学智囊库，改进研究设计。在本章中，将从以下三方面讨论不同的研究框架和设计：

（1）描述评价；

（2）整合定性研究和随机对照试验；

（3）描述与 RCT 并行使用的定性研究。

研究人员已经开始制定指南，帮助研究者在随机对照试验中进行定性研究。本指南将简要介绍本章前面描述的框架。

2.2 将研究框架设定为"混合方法评估"

RCT 通常与经济模型和定性研究一起开展。研究人员有时将整个研究描述为"试验""混合方法随机对照试验"或"混合方法干预试验"（Creswell et al., 2009）。也就是说，经济评价和定性研究都包含在 RCT 中。另一种方法是将整个研究视为干预研究（Sandelowski, 1996）或混合方法评估，包括 RCT、定性研究、经济评估和任何其他组成部分。我们推荐使用后者的定义，因为它没有在整个评估中优先使用某一种方法，而将其他方法作为附加内容。本章后面将讨论研究人员描述研究时用语的重要性。

2.3 定性研究与 RCT 相结合的研究框架和研究设计

以下为五种将定性研究应用于 RCT 的设计框架：

◆ 混合方法研究，借鉴混合方法的不同设计类型；

◆ 用于评价复杂干预的框架；

◆ 为某种方法专门建立的临时性研究框架；

◆ "过程 - 结局"框架，即使用过程评价来探索研究过程（在更广泛的过程评价中开展定性研究）和 RCT 测量结局的关系的框架；

◆ "试验全局"框架，即通过期刊文献归纳总结定性研究在 RCT 中应用的结果来建立框架。

2.3.1 混合方法框架

将定性研究应用于 RCT 中的方法属于混合研究方法，因此在混合方法设计的背景下这种尝试是很重要的（Creswell and Plano Clark, 2011）。混合方法设计有许多类型，但没有一种类型的设计与此内容完全契合。Creswell 和 Plano Clark（2011）最新提出的混合方法研究设计类型是最简单、广泛，可能也是最广为人知的分类体系。他们提出了四种核心的混合方法设计类型：三角互证法、嵌入式设计、解释性序列设计和探索性序列设计。这四种方法都可以用来描述将定性研究应用于 RCT 中的不同方法：

◆ **三角互证法**：定性研究和定量研究在相同时间期限内进行，两种研究方法具有同等的权重。例如，定性研究伴随 RCT 同时开展，以解释 RCT 的结果。

◆ **嵌入式设计**：某一研究方法或数据资料在整个研究中占据关键地位。例如，RCT 是验证干预有效性的主要方法，定性研究则侧重干预措施的可接受性。

◆ **解释性序列设计**：定性研究在定量研究之后开展，以解释定量研究方法的结果。例如，RCT 研究结束后，对有不同程度结局改变的受试者进行访谈，以了解促进结局改善的因素。

◆ **探索性序列设计**：在定量研究之前开展定性研究，以促进定量研究的实施。例如，在开展正式 RCT 之前对 RCT 的招募过程进行非参与式观察，以确保开展正式 RCT 时招募方法是可行的。

不同的设计类型区别在于定性和定量研究方法的应用时序（顺序开展或并行）和方法的优先级（等同或有主次之分）。框 2.1 中描述了一个混合方法评估的例子。Wiart 等（2016）将这种设计称为"并行式混合方法研究"，但在他们发表的研究方案中多次使用"三角互证法"的叫法。

框 2.1　使用混合方法设计的举例

加拿大的 Wiart 及其同事（2016）发表了一项应用混合方法设计评估脑瘫儿童步态训练的研究方案。他们在摘要中将其描述为"由 RCT 和描述解释性定性研究方法并行的混合方法研究"。RCT 是一个四臂的析因设计，测试将两种不同的干预措施分别使用和合并使用的效果。同时开展的定性研究的目的是明确接受干预措施的儿童和家长的体验、对家庭来说重要的结局指标以及影响其参与 RCT 的因素。定性研究是对接受干预的父母及其子女进行半结构式访谈，计划访谈 18 对参与 RCT 的儿童 - 父母和 9 名拒绝参与 RCT 的父母，以达到上述定性研究的三个目的。考虑到影响 RCT 参与的因素可能与家庭所在区域及国家的卫生设施条件差异有关，因此将从三个试验中心招募访谈对象。访谈将在患者接受干预前和干预结束后这两个时间点进行。

Source：data from Wiart, L., et al.（2016）Evaluation of the effectiveness of robotic gait training and gait- focused physical therapy programs for children and youth with cerebral palsy：a mixed methods RCT. *BMC Neurology*, Issue 16, p. 86. doi：10.1186/ s12883-016-0582-7.Copyright © Wiart et al. 2016.

2.3.2 复杂干预的评价框架

2000 年，英国医学研究理事会（Medical Research Council，MRC）发布了一个复杂干预措施开发和评估的框架（Campbell et al.，2000），随后发表了更详细的指南（Campbell et al.，2007；Craig et al.，2008）。制定该框架的初衷是针对更广泛的评估方法，但却在 RCT 中得到广泛应用。该框架明确了复杂干预研究的四个阶段，包括复杂干预措施的研发、可行性评估与预实验、评价以及实施，研究人员可以在四个阶段间往复。表 2.1 简要讨论了定性研究的贡献。

表2.1　MRC复杂干预研究框架中RCT与定性研究在不同阶段的应用

阶段	RCT	定性研究
开发	制订研究计划	确定干预措施内容
		确定测量的结局
可行性评价与预实验	预实验或正式 RCT 的研究计划	评估干预措施的可行性与可接受度
		确定 RCT 研究流程或结局测量工具
评价	正式 RCT	过程评价或嵌入式定性研究确定干预措施在 RCT 中的实施情况
实施	正式 RCT 结束后应用于常规实践的干预措施	研究真实世界中影响干预措施实施的不同利益群体的意见

经作者许可转载。

2.3.3 "过程 - 结局" 评价框架

过程评价和结果评价同时开展。也就是说，过程评价与正式 RCT 一起进行，以帮助解释 RCT 的结果。有少部分研究的过程评价是在 RCT 完成之后进行的，以解释 RCT 的结果。过程评价通常包括定量方法和定性方法（Oaklcy et al.，2006）。在评估复杂干预时，过程评价被认为是必不可少的，以使对干预措施背后的机制、干预措施在实践中如何实施以及对目前研究中干预措施实施的环境提供意见（Oakley et al.，2006；Glenton et al.，2011；Moore et al.，2015）。过程评价尤其可以用于区分"干预措施本身的缺陷（干预理论或概念不当）和干预实施的缺陷（实施失败）"（Oakley et al.，2006，p. 413）。有人认为，过程评价对整群试验或多中心试验特别有用，可以帮助理解相同干预在不同研究中心实施的实际情况（Oakley et al.，2006），并且对试图改变卫生服务方式的干预评价也很适用（Glenton et al.，2011）。

过程评价的关键作用是确定：

◆ 影响机制；

◆ 干预的实施情况；

◆ 实施背景或环境（Moore et al.，2015）。

Linnan 和 Steckler（2002）提出了过程评价的七个关键组成部分，可以使用定性或定量研究来了解：实施背景或环境、覆盖范围、提供的剂量、接受的剂量、保真度、实施和招募。虽然过程评价的不同部分，如覆盖范围、提供的剂量、接受的剂量、招募或实施的一些情况等，可以通过清单、问卷等定量研究方法进行评估，但是诸如实施背景或环境以及阻碍或促进因素等，更容易通过定性研究来评估。

2.3.4 时间序列框架

许多学者对将定性研究应用于 RCT 的方法学进行了反思，提出了时间序列框架，考虑如何在 RCT 实施之前、期间或之后使用定性研究（Creswell et al.，2009；Lewin et al.，2009；Sandelowski，1996）。这里的 RCT 是指正式开展的 RCT（也可以称为主 RCT 或确证性 RCT），而不是可行性探索阶段或 RCT 的预实验部分。

◆ **试验前设计**，即在正式开展 RCT 前收集和分析定性数据，以改进后续的 RCT（Creswell et al.，2009），也称为"试验前试验"（Sandelowski，1996）。定性研究可以确保正式 RCT 评估的干预措施是最优化的，受试者的招募方法是最有效的，结局的测量是准确、有效的。定性研究的重点可以针对干预措施、试验本身或两者兼而有之。这种序列性的设计很常见，在复杂干预的 RCT 中结合使用定性研究者约有一半采用了这种设计

（Lewin et al.，2009），在干预措施实施环境比较多样的评估研究中约有 3/4 采用了这种设计（O′Cathain et al.，2013）。

◆ **试验中设计**，即在整个 RCT 过程中收集定性数据，以了解在实践中如何实施干预，从而解释 RCT 的结果。1/3 的研究采用了 RCT 与定性研究相结合的方法对复杂干预进行评估（Lewin et al.，2009）。如 2.3.3 节所述，过程 - 结果评价是试验中设计的另一种方法。RCT 期间收集定性数据，并在 RCT 结果分析之前进行分析（Oakley et al.，2006），然后用定性结果来解释 RCT 定量结果，第 1 章框 1.2 中描述了一个这样的例子。

◆ **试验后设计**，在 RCT 结束后收集定性数据，以探究不寻常的结果或干预措施的长期实施。这种设计并不常见，只发现 1/8 的研究采用了此设计（Lewin et al.，2009）。有时，RCT 期间没有进行定性研究，研究人员决定在已知 RCT 结果无效后，开展定性研究解释其结果。第 6 章框 6.2 描述了一个这样的例子。

2.3.5 "试验全局" 框架

正如发表定性研究结果的期刊文章所报告的（O′Cathain et al.，2013），应用于具体 RCT 的定性研究的框架是多样的。基于 2008—2010 年间发表的 296 篇文献，定性研究可帮助 RCT 确定以下五方面的内容：

◆ 干预措施；

◆ 试验设计和实施；

◆ 结果；

◆ 研究过程和结局测量工具；

◆ 干预所针对人群的健康状况。

这些内容将在第 3 章中详细讨论。这一框架中的很多方面与其他学者撰写的内容相似。唯一的例外是，这一框架使用了定性研究来探索患者对疾病的体验或接受干预措施后患者的行为。对于原本旨在探索患者接受干预时体验的定性研究，这些貌似是副产出。通过 RCT 中的受试者来研究患者对健康状况或行为的体验可能存在问题，因为这些受试者不能完全代表这种健康状况的人群。然而，在应用混合方法评估时，这对于更多地了解健康状况来说可能是一个意外收获，尤其是当健康状况与正在被评价的干预措施有关联时。

2.4 选择一种框架或研究设计

尽管在特定的研究体系中可能存在对某种框架的选择期望，但这里描述的框架或研究设计与其他框架一样，并没有哪一个框架绝对优于其他框架。例如，在英国，用于开发和评估复杂干预的 MRC 框架受到较高重视，以至于一些资助机构希望看到对复杂干预措施的评估可以采用这一框架并遵循其指南操作。在美国，混合方法框架可能更容易被接受，因为健康研究的一个重要资助机构——美国国家卫生研究院——为混合方法研究的应用提供了最佳实践指南（Creswell et al.，2011）。此外，框架之间有相当多的重叠，有些框架甚至可以放在另一个框架中。例如，聚焦于过程和实施的定性和定量研究与 RCT 同期开展，可以视为伴随 RCT 的过程评价框架，或者时间序列框架中的试验中整合设计；在 MRC 框架中，这可以在开发和评估复杂干预措施的可行性探索或正式评估两个阶段进行。研究人员可以在不同框架下使用不同语言进行描述。例如，Jack 等（2015）使用混合方法设计的表达方式将其过程评价描述为"聚敛式平行混合方法研究设计"。

在表 2.2 中，将定性研究与 RCT 相结合的一系列研究均采用前面描述的五种框架进行表述。定性研究可以单独开展，也可以与其他定量方法同时使用，例如问卷调查或对常规收集数据的分析。为了简明扼要，表 2.2 只纳入了定性研究和 RCT。

表2.2 以不同方式设计相同的研究

	混合方法框架	MRC 框架	时间序列框架	"过程-结局"评估框架	"试验全局"框架
定性研究的目的是开发一种干预措施，在 RCT 中进行验证	序列设计定性 → RCT	开发阶段	试验前	不适用	干预
在可行性研究阶段采用定性研究，同时进行 RCT 预实验，以探索干预的可行性和可接受性，以及正式 RCT 的可行性	并行设计：定性＋RCT 或嵌入式设计：RCT（定性）	评估可行性/预实验	试验中	过程评价	干预试验设计、实施以及过程中
定性研究与正式 RCT 一起进行，以解释 RCT 的结果	并行设计：定性＋RCT 或嵌入式设计：RCT（定性）	评估阶段	试验中	过程评价	干预
RCT 后进行定性研究，探讨利益相关方对实施有效干预的看法	序列设计 RCT → 定性	实施阶段	试验后	不适用	干预

经作者授权转载。

2.5 伴随 RCT 并行开展定性研究的框架

研究人员使用了一系列方法来描述伴随 RCT 同时开展的定性研究：

◆ 过程评价（Oakley et al.，2006）；
◆ 混合方法过程评价（Sawtell et al.，2015）；
◆ 定性过程评价（Murtagh et al.，2007；Atkins et al.，2015）；
◆ 嵌入式或嵌套式定性研究或过程评价（Plano Clark et al.，2013；Masood et al.，2015；Lewin et al.，2009）；

◆ 平行混合方法研究中的定性部分（Wiart et al.，2016）。

进一步的描述涉及定性研究的方法。例如，Wiart 等（2016）使用"解释性描述"作为定性研究部分的框架，侧重于主观的体验。

过程评价通常包括定性和定量研究（Oakley et al.，2006；Moore et al.，2015）。当仅使用定性研究时，研究人员可能使用"定性过程评价"或"嵌套式"或"嵌入式"设计等术语。定性研究也有可能被视为与 RCT 不同的工作，由不同的团队进行，且任何定量过程数据都作为 RCT 的一部分进行测量。在一项健康相关的研究中，其中一个分小组负责完成与两个 RCT 并行的定性研究部分，而另一个分小组负责完成 RCT 和定量过程数据收集（Thomas et al.，2014）。该研究中，对定性研究的语言描述随着时间的推移而变化，因为定性研究团队也随着时间和项目的推进对这种方法有了更多了解。在向资助方提出申请时，定性研究部分被称为过程评价，因为定性研究团队没有理解过程评价需要收集所有的过程数据。在发表的研究方案中（Thomas et al.，2014），它被称为嵌入式定性研究，因为定性研究团队认为这样可以更准确地反映研究内容。在混合方法评估的最后，整个团队（定性、定量研究团队）讨论将所有定量和定性过程数据收集在一起作为正式的过程评价。向资助方提交的最终报告中，所有过程数据都被称为过程评价，但定性结果在一个单独的章节"过程评价：嵌入式定性访谈研究"中单独报告（Salisbury et al.，2017）。已发表的文章中，定性研究被称为嵌入式定性研究，因为当仅报告了定性研究部分时，审稿人对更宽泛的过程评价描述感到困惑（O′Cathain et al.，2016）。这项研究设计于 2008 年。如果放在今天，它很可能从概念上被作为 RCT 并行的过程评价，其中包括了定量和定性过程数据。

2.6 语言表达形式与方法之间的地位博弈

Drabble 和 O′Cathain（2015）反思了对与 RCT 并行的定性研究所用的描述语言是否能够显示不同的潜在假设，即与 RCT 相关的定性研究所具有的相对价值。时间序列框架通过描述与 RCT 相关的其他实施方法来给 RCT 赋权。同样，"试验全局"框架也是从与 RCT 相关的角度来描述定性研究。这两种框架均采用"增强模型视图"（Popay and Williams，1998），研究人员感兴趣的是定性研究如何增强 RCT，而不是提供 RCT 已经证明的知识。"过程 - 结局，评估框架"的语言表达为定性研究和其他研究方法之间提供了更为平衡的关系。关于使用"嵌入式"一词所依据的假设备受争议。Hesse- Biber（2012）认为，"嵌入式"意味着带着实证主义的视角应用定性研究，于是定性研究被赋予一个次要的角色，即作为更重要和更有价值的 RCT 的"附加"产物。她认为，这限制了定性研究向 RCT 提供信息的能力，即定性研究不仅仅是验证或确认占主导地位的定量结果。相反，Plano Clark 等（2013）探讨了对"嵌入式"一词的不同解释方式，以及如何应用它来显示方法间的高水平融合，例如用来描述由于存在主要和次要科学问题而使研究方法的优先等级有别的研究，或主要方法主导次要方法可使分析和解释限定在一定范围内的情况。Plano Clark 等（2013）接着描述了如何使用嵌入式设计增强定性研究的分析和解释能力，即在使用嵌入式设计时如何保持定性研究的优势。更有甚者，术语"嵌入式"被用来描述混合方法评估中将 RCT 嵌入定性研究的情况（Donovan et al.，2002；Hoddinott et al.，2010），这表明定性研究可以主导特定的 RCT。从这一不同的视角出发，研究人员采用动态方法收集定性资料，分析后循环反馈给 RCT 可行性研究（Donovan et al.，2002），并超出单一有效性问题的界限，考虑在一个整群 RCT 中不同群体的环境（生活）差异（Hoddinott et al.，2010）。

毫无疑问，目前较为流行的模型是使用 RCT 并行定性研究的方法。这并不会导致定性研究的优势丧失，并且正如前面所讨论的，还有其他方法可以替代这种模型。随着这一领域的发展，将定性研究和 RCT 视为混合方法评估中同等重要的组成部分的做法可能会影响所使用的语言表达。同样，研究人员可能会更加自信地使用最佳的语言描述各种方法。Hoddinott 等（2010）在第 4 章框 4.3 中使用了"前瞻性混合方法嵌入式案例研究"一词来描述他们如何评估提高母乳喂养率的干预措施的有效性。

2.7 指导

研究人员为定性研究和 RCT 相结合的不同方法提供了指导。本书后面的章节将借鉴这一指导，尤其是第 4 章。除了本书，读者可能还会从以下指南中获益：

- ◆ 过程评价（Moore et al.，2015）；
- ◆ 整群 RCT 过程评价的设计（Grant et al.，2013）；
- ◆ RCT 可行性研究的定性研究（O'Cathain et al.，2015）；
- ◆ 如何向美国国家卫生研究院撰写混合方法研究申请（Creswell et al.，2011）；
- ◆ 教育和社会领域中的多种研究方法和随机对照试验（Grissmer，2016）。

2.8 要点回顾

- ◆ 研究人员可以借鉴的框架有五种：混合方法、复杂干预的评估、过程 - 结局、时间序列和试验全局等框架。
- ◆ 没有哪个框架比另一个更好，但有些框架在特定的研究领域更受欢迎。
- ◆ 定性研究既可以描述为与 RCT 并行的过程评价，也可以描述为嵌入或嵌套在 RCT 中进行的过程评价。
- ◆ 语言可以反映研究方法的地位，尤其是描述为定性研究增强 RCT 结果，而不是使用混合方法评估共同助力于证据的生成。
- ◆ 建议阅读关于定性研究和随机对照试验的指南。

2.9 思考问题

- ◆ 你想怎样描述你的研究？为什么？
- ◆ 你想如何描述你的定性研究与 RCT 的关系？为什么？

延伸阅读

Curry, L., Nunez-Smith, M. (2015). *Mixed Methods in Health Sciences Research: A Practical Primer*. Sage Publications.

Moore, G., Audrey, S., Barker, M., Bond, L., Bonell, C., Cooper, C., Hardeman, W., Moore, L., O'Cathain, A., Tannaze, T., Wight, D., Baird, J. (2015). Process evaluation of complex interventions. Medical Research Council guidance. *BMJ*, **350**, h1258.

3

定性研究在证据产生过程中的作用

概览

阅读本章以了解定性研究在以下几方面的贡献：

◆ RCT 中的干预措施

◆ RCT 实施过程如招募

◆ RCT 的结局指标

◆ RCT 结局指标的测量

3.1 引言

第 1 章阐述了研究人员将定性研究应用于 RCT 的合理性，如改进干预措施、解释干预措施达到或未达到效果的原因、促进研究结果到日常实践的转化等。在这一章，重点会放在定性研究更具体的贡献上。这些都与定性研究的研究目标或研究问题有关（见第 6 章），它们也可以是临时的（即计划外的）贡献。

3.2 关于定性研究的贡献需要考虑的四点

1. 定性研究的相同作用会有不同的表述方式。
2. 必须结合开展定性研究的合理性来考虑其作用（见第 1 章）。
3. 有些定性研究的作用是事先计划好的，也有些可能会在 RCT 过程中显现出来。
4. 在一项研究中可以有多重作用。

例如，在定性研究中，研究人员的目的是探索干预的可行性和可接受性。他们可能将此表述为：探索如何在实践中实施干预。如果研究人员正在进行一项 RCT 可行性研究，那么探索干预的可行性和可接受性，其目的就是提高干预的满意度和效果。如果研究人员在开展正式 RCT 的同时进行定性研究，那么探索可行性和可接受性的目的将是解释 RCT 的结果。在后一种情况下，定性研究也可以找出改进干预措施的方法。也就是说，对第一个场景来说，改进干预措施是定性研究的主要目标；而对第二个场景来说，则是即时任务。此外，研究人员还可以在同一个访谈中探讨 RCT 招募的相关情况，以便在同一研究中探讨若干问题。

3.3 构建作用方式的框架

定性研究对产生有效性证据的作用方式可以使用第 2 章描述的其中一种框架来展示。用于开发和评估复杂干预的 MRC 框架（Craig et al.，2008），以及正式 RCT 之前、期间和之后的时间序列框架（Creswell et al.，2009；Lewin et al.，2009；Sandelowski，1996）是这方面的优秀代表。"试验全局"框架（O′Cathain et al.，2013）被用于构建本章定性研究作用方式的框架，因为它基于对已发表的期刊文章的研究，确定了研究人员在实践中发现并希望与他人交流的关键问题。应注意在每个作用方式中定性研究与正式 RCT 的时间顺序，本章借鉴了一系列学者的观点（Drabble et al.，2014；Creswell et al.，2009；Flemming et al.，2008；Grissmer，2016；O′Cathain et al.，2013；O′Cathain et al.，2015）。

3.4 RCT 中的干预措施

3.4.1 制定干预措施

定性研究可以用来开发一种新的干预措施或服务，由研究人员用 RCT 对其进行评估。例如，在第 1 章的框 1.2 中，对患者和医生进行了关于结核病治疗的现有卫生服务内容的访谈。通过定性研究发现服务中存在的问题，开发了一种新的更加注重患者便利性、提高患者对结核病治疗的可接受性的服务。定性研究还可用于了解实施者和患者对正在开发的干预措施的看法，并对初步制定出的干预措施进行评估。这种工作在 MRC 框架的开发阶段和时间序列框架的试验前阶段完成。

3.4.2 改进干预措施

干预措施从来都不是完美的，尤其是当这些干预措施被不同的实施人员在不同研究环境中实施时，可能还会出现意料之外的重大问题。定性研究可以在 MRC 和时间序列框架的各阶段为明确干预措施的改进方案提供帮助。这一改进工作最好在可行性探索 / 试验前阶段进行，以便优化干预措施，并在正式 RCT 中对其进行验证。即使在正式 RCT 之前进行了大量的工作来识别和修正干预措施存在的问题，仍然有可能在评估阶段或试验期间发现新的问题。如果在正式 RCT 过程中发现了干预措施的重大问题，就可以对该干预在 RCT 中未显示出效果做出解释。如果发现了干预措施中的一些问题，并且 RCT 显示干预是有效的，则可以为研究人员开发类似干预措施提供指导，或为工作人员在常规实践中应用该干预措施提供指导。

3.4.3 描述干预措施

定性研究可以用来探索实际实施的干预措施与研究人员所阐述的干预措施在多大程度上是吻合的。医生有时必须对干预的实施方式做出调整，使其可行或被患者接受。他们可能会在干预中添加其他内容，这些内容需要作为干预的一部分进行记录，以便在 RCT 显示干预有效时，将其在常规实践中进行复制。这项工作最好在可行性探索 / 试验前阶段进行，但是更多情况下额外的干预内容只在正式 RCT 期间发生，主要原因是正式 RCT 期间有更多的医生和患者使用干预措施。实施人员也可能未提供干预措施的关键内容，这与后面描述的定性研究的"保真度"和"实施程度"有关。

3.4.4 理解干预措施的作用原理：影响机制

干预可能基于一种理论，经由逻辑模型显示因果路径（参见第 6 章）。逻辑模型是一个显示了干预的不同方面如何通过一定的过程和中间结果产生主要结果的图表。

对预实验 RCT 数据或正式 RCT 数据进行定量分析，可以确定这些因果链上变量之间的关系。定性研究通过识别干预的各个方面，包括会对干预产生影响的参与者和患者，有助于理解干预是如何产生效果的。在可行性探索 / 试验前阶段考虑这一定性研究的贡献非常重要，在评价 / 试验期间也很关键。这一点被认为是过程评价的一个关键作用（Moore et al.，2015）。框 3.1 中的示例展示了定性研究是如何发现让积极、热心的工作人员提供远程健康干预是非常重要的。这进一步明确了，在将来实施这一干预或类似服务时，应关注谁实施干预，以及实施过程中的技术。

框 3.1 举例：定性研究用于确定影响机制

O'Cathain 及其同事（2016）进行了一项定性研究，访谈对象是正在经历一项新的远程健康干预的工作人员和患者，他们来自两个相关联的 RCT：一个研究是针对抑郁症患者，另一个是针对具有心血管疾病风险的患者。定性研究的目的是探讨干预措施的可行性和可接受性。一项重要的发现是，由有积极性和热情的工作人员进行干预十分重要。这有助于患者参与干预、坚持接受干预，并采取行动改善其健康，因为患者觉得有人关心他们。另外一个问题是从接受干预的 24 名患者提供的访谈信息中发现的，其中有些人退出了干预或没有采取行动，因为他们认为，提供干预的一些工作人员是按照电脑上的提示进行干预的，并未考虑特定患者的需求。

Source：data from O'Cathain，A.，et al.（2016）Being human：a qualitative interview study exploring why a telehealth intervention for management of chronic conditions had a modest effect. *Journal of Medical Internet Research*，Volume 18，Issue 6，p. e163. doi：10.2196/jmir.58/9 © Copyright. 2016 Alicia O'Cathain et al.

3.4.5 发展、完善或挑战理论

基于现实主义的 RCT，其目的是得出一个中层理论来理解干预有何作用以及在什么情况下起作用（见第 5 章框 5.3）。定性研究有助于实现这一目标。研究人员不会使用定性研究来挑战干预的理论基础，但当定性研究被用于关注干预的实施、可接受性或可行性时，可能会出现这种情况。

3.4.6 理解干预实施情况

当医生和患者使用干预措施时，他们可能会根据自己所处的环境和需要对其进行调整。他们可以按计划使用，也可以添加、删除或减少其中的某些内容。如果 RCT 为阴性结论，这可能是由于干预本身的潜在问题（见 3.4.5 节）或干预实施中的问题（Oakley et al.，2006）。实施情况是过程评价关注的一个关键点（Moore et al.，2015），且在可行性探索 / 试验前阶段、评估阶段 / 试验期间进行混合方法评估时都需要考虑。

3.4.7 探讨干预的可行性

由于实施困难或繁重的工作负担，干预实施人员在实践中可能难以施行干预措施。在开发 / 试验前阶段征询实施人员对任何新干预措施关键内容的意见，可改善其可行性；在可行性探索 / 试验前阶段征求他们的意见，可以发现在设计阶段未预见到的问题；在评估 / 试验期间征求他们的意见，可以确定在更多样化的环境中进一步实施干预时的可行性问题。干预的可行性也可能与患者有关，例如患者在日常生活中不得不使用他们认为不可行的技术设备，这通常也被描述为干预的"可接受性"。

3.4.8 探讨干预的可接受性

干预的使用者或实践者可能发现干预措施可接受（框 3.2），或者他们可能对干预内容或实施的某些方面不满意。有些问题可能与干预

措施的实用性有关，例如人们之所以不采用远程健康干预来进行健康行为方式监测，是因为其实施起来比较困难。因此，了解人们对干预的哪些方面较为重视有助于确保更广泛地开展干预时这些方面得以维持，同时干预本身的问题可以得到解决，从而提高接受度。患者和医生可能在原则层面而非实践角度考虑干预的可接受性，例如认为使用电子监控来监视某人的行为是不合适的。

框 3.2　举例：应用定性研究探索干预的可接受性

　　Song 和他的同事（2009）评估了一项干预措施，这一干预的目的是加强患有终末期肾病的非裔美国人和他们的代理决策人之间关于临终关怀的沟通。在 RCT 中结合了调查和半结构式访谈，访谈了患者和他们的代理决策人，了解到干预措施具有较高的可接受性，还有部分人希望将进一步的随访作为干预的一部分。访谈结果还发现人们对干预的重视。此外，受访者描述了干预是如何促使他们能够就之前从未想过要讨论的问题进行交流，并提出一些关键问题的。

Source：data from Song，M.K.，et al.（2009）．Randomized controlled trial of SPIRIT：an effective approach to preparing African-American dialysis patients and families for end of life. *Research in Nursing & Health*，Volume 32，Issue 3，pp. 260-273. Copyright © 2009 Wiley Periodicals，Inc.

3.4.9 了解干预的保真度、范围和剂量

Linnen 和 Steckler（2002）确定了过程评价的关键要素（参见第 2 章），包括：

- ◆ 保真度（干预按计划实施的程度）；
- ◆ 范围（预期接受干预的使用者范围）；
- ◆ 剂量（实际接受的干预措施）。

这些问题将通过定量收集过程评价数据来衡量，但定性研究也可以说明这些问题。例如，对提供干预的工作人员和接受干预的患者进行的访谈发现，在护理工作的持续性方面，干预没有按计划实施（见框 3.1）。这些问题可以在混合方法评价的可行性探索 / 试验前阶段和

评价 / 试验期间进行探讨。

3.4.10 确定干预的价值

对研究人员来说，一种新的干预手段似乎是好的。但如果实施人员必须花费很多时间并且已经背负了沉重的工作负担，而患者也需要付出努力才能采用这一干预措施，这时就需要了解各方心目中干预的价值和对干预寄予的期望，以及他们得到相应收益而愿意付出的工作量。通常需要通过公众和患者参与（public and patient involvement，PPI）来提出和解决上述的问题（见第 15 章）。所以，最好在开发干预措施之前通过定性研究来探索干预对结局的价值。

3.4.11 确定干预的益处和危害

在干预措施开发的早期，通过定性研究，可以了解干预对象对干预的预期收益、危害或预期之外结果的认知，以及对各类收益的偏好。这些收益、危害和结果可以在正式 RCT 中测量。这也能确保上述这些相关结局的中间结果能在正式 RCT 中进行测量（参见 3.6.1 节）。当在混合方法评估的后期进行定性研究时，研究对象感知到的收益和危害也可以是即时发现的。

3.4.12 了解干预实施环境

理解干预环境是过程评价的三个功能之一（Moore et al.，2015）。事实上，Hawe 等（2004）使用术语"过程和环境相关内容评价"而不是"过程评价"。Wells 等（2012）探讨了背景环境在 RCT 中的作用。不过他们没有明确探讨定性研究对理解干预实施环境作用的贡献。尽管如此，其对此进行的思考与本书高度相关。通过对复杂干预 RCT 多个案例的研究发现：了解实施的背景环境对理解干预的影响机制和复杂干预 RCT 结果的外推性很重要。例如，背景环境可能影响干预的内容和实施，对干预措施的依从性，干预所解决的健康问题的规模，以及实施者对干预的热情。这些背景问题可能影响 RCT 实施的质量（见 3.5 节）以及干预措施本身。第 2 章的框 2.1 给出了一个关注实施环境的定性研究的例子，研究人员了解到三个招募 RCT 患者的地区和国家其治疗方法不同。基于这个原因，他们采用目的抽样，对不同地区 / 国家的人员进行了定性访谈，以了解背景环境对治疗的影响。

背景环境的一个重要作用是作为实用性 RCT 中的"常规治疗"对照（见第 4 章）。然而，传统的治疗方法会因地理位置和时间的不同而有所不同。这是一个关键的背景环境的问题，可能会对实施人员或患者参与 RCT 的意愿、干预效应以及可行性和可接受性（例如计划开展的 RCT 中干预措施可能比常规治疗更具挑战性）有不同程度的影响。因此，可以在可行性探索 / 试验前阶段开展定性研究，了解常规方法，并制定调查问卷，在正式 RCT/ 试验期间使用问卷对常规治疗方法进行记录。

3.5 RCT 的实施

3.5.1 确定有效果且高效率的招募方法

很大一部分实用性 RCT 的招募是失败的，或未能在最初预计的研究期限内招募到足够数量的人员。研究人员可能不得不终止 RCT 或寻求更多的资金来满足所需的样本量。因此，在可行性探索 / 试验前阶段可使用定性研究探寻招募方法，以优化正式 RCT 的招募；或对招募失败的 RCT 招募方法进行研究，以扭转招募不利的局面。英国布里斯托尔大学（Bristol University）的一个学术小组开发了一种以定性研究为主的干预方法来研究和改善 RCT 招募（Donovan et al., 2016）。研究人员采用了混合方法，包括对招募流程进行录音后做定性分析，对招募人员和受招募的患者进行半结构式访谈，发现了诸如招募过程使用的语言或提供给参与者的信息表内容等可能导致误解的问题。研究人员采取动态或分阶段的方法，将结果反馈给 RCT 团队和招募人员，以便在可行性探索阶段或正式 RCT 期间及时对培训及语言的使用等进行优化。

3.5.2 提高 RCT 参与者的随访率

一些 RCT 参与者提前退出干预或 RCT。对那些在可行性探索 / 试验前阶段就停止参与的人进行定性研究，可能会发现一些可预防的问题，比如对 RCT 的错误理解。这可以提高 RCT 的内部有效性，特别是在不同组的随访率可能存在差异的情况下。

3.5.3 最大化参与者的多样性

对 RCT 的一个关键批判是缺乏外部有效性。即使在实用性 RCT 中，有些患者群体也可能难以招募，例如来自贫困社区或少数民族的人群。这致使产生的证据不能外推到这些未招募到的群体，因为结果可能因患者的特征而异。因此，可以在正式 RCT 之前，对这些群体成员和招募人员进行定性访谈，或对招募过程进行非参与式观察，以探索亚组群体招募不足的原因并制定解决问题的策略。只有当某一特定群体的证据基础较差时，才需要对特定的 RCT 使用这种方法。例如，系统的证据整合已被用来确定可成功招募少数民族群体参与精神卫生研究的策略（Waseed et al.，2015）。然而，即使有了这些策略，也可能需要在特定的 RCT 中开展定性研究，以确定操作流程。

3.5.4 了解 RCT 对参与者、实施者和研究者的影响

一些 RCT 会给参与者、招募人员或实施干预的人员、研究者带来压力。这种压力需要在 RCT 开始前就被意识到，并在正式 RCT 之前通过定性研究识别出压力源，找到减轻压力的方法。这个问题也可能来自于为其他目的而进行的数据收集。例如，在比较管理 1 型糖尿病的不同方法的 RCT 中，对招募患者并告知其随机化分组的临床医生进行访谈显示，这些工作任务给他们带来了相当大的情感压力（Lawton et al.，2015）。该研究建议在未来的 RCT 中应该为工作人员提供进一步的培训，帮助他们解释随机化，并处理患者对被分配到对照组的愤怒和失望。

招募患者的医生可能还会担心，接近 RCT 的潜在受试者是不受

欢迎的，尤其是当其处于困难情景中时，例如对刚被诊断出癌症，或是刚生下一个生命垂危的婴儿。对潜在受试者或已与研究者接触过且同意或不同意参与的人员进行定性研究，可以了解人们对接触研究者的感受，这有助于制定更合适的招募程序，或减轻实施人员对受试者是否接受招募的担忧。

3.5.5 进行可接受的 RCT

RCT 可能由于参与者或患者对 RCT 设计的某些方面（随机化或安慰剂组）或在特定环境下进行 RCT 的可行性存在担忧，而不被接受。如果对此有比较强烈的担忧，那么可以在申请 RCT 研究资金之前先开展定性研究，以明确担忧的方面和程度。如果对开展 RCT 有顾虑，那么可以在可行性探索阶段就确定其可接受性。当然，在正式 RCT 实施过程中，其可接受性也可能会出现问题。例如，患者可能从原本分配的组转到另一个组，这就需要研究人员去探索为什么会发生这种情况（Thorstensson et al.，2008）。Beal 等（2009）对纤维肌痛综合征女性健康干预 RCT 项目中的参与者进行了定性研究。他们特别关注了对照组对 RCT 的体验，以及对照组中是否存在有效干预的成分。在这里，其实主要问题是 RCT 设计是否可以被研究人员而非其他利益相关方所接受。

3.5.6 改进伦理学方面

定性研究可用于探讨患者对研究中治疗的理解情况，即患者可能会将研究与临床常规混为一谈，或认为知情同意过程太复杂。这时，可以在设计 RCT 时开展定性研究来探索这一问题，从而简化知情同意流程，以提高人们对 RCT 的理解（Penn and Evans，2009）。

3.5.7 调整 RCT 流程以适应当地环境

一些 RCT 是在复杂环境中开展的。如果没有考虑到这种环境的复杂性，RCT 可能是不可行的。基于社区的参与式方法是社区的主要利益相关方参与到 RCT 的设计中。例如，Balcazar 等（2009）针对美国心血管疾病预防健康教育课程进行了一项实用性 RCT。他们进行了以社区为基础的参与式研究，与社区成员组成三个主要小组，以便向当地社区宣传干预方法和 RCT。这项研究强调了如何改进 RCT 的实施以及对社区的干预。它还通过尊重社区环境而不是单纯地对社区实施 RCT 来改善 RCT 的人文关注。

3.6 RCT 的结局

3.6.1 选择对患者和医生重要的结局

在可行性探索 / 试验前阶段，可以对患者进行定性研究，了解对他们来说哪些是重要的结局，以便在正式 RCT 中选择这些结局进行测量。

在 RCT 的预实验期间对实施干预的人进行定性研究，从而了解干预措施的预期收益（见 3.4.11 节）。将预期收益与 RCT 中计划测量的结局进行比较，有助于重新评估哪些是主要结局，或添加、删除一些次要结局。医生也可能对此做出贡献，因为他们可能比患者更重视某些结局。定性研究在此可以确保 RCT 的结局对患者和医生等关键利益相关者更有意义。

除了针对某一 RCT 开展定性研究，另一个相关方面的努力是"COMET"计划，旨在将 RCT 中的偏倚最小化，并促进干预措施有效性证据的整合。Keeley 等（2016）讨论了 COMET 的价值，即通过对利益相关方进行定性研究，确定在针对特定健康问题进行的任何 RCT 中需要测量的核心结局指标集。作者讨论了在达成共识之前使用定性研究来确定核心结局指标集的价值。

3.6.2 了解结局的变异

RCT 测量的是结局的平均水平。定性研究可以关注个体以及结局的变异，解释为什么 RCT 中有些患者有所改善，而另一些患者没有改善甚至恶化。RCT 中群体或个体之间的差异都可以由此进行探索。

这种定性研究是在正式 RCT 过程中进行的。例如，Hoddinott 等（2010）在某一 RCT 的 7 个干预整群中进行了定性研究，来解释为什么母乳喂养率在一些干预群组提高了，而在另一些干预群组却降低了。在 RCT 中有大量群组或个体时，需要对群组和个体进行抽样。如果有必要进行抽样，最好在正式 RCT 结束后结果已知的情况下进行定性研究，这样就可以对 RCT 中结局较好或较差的群组或个体开展调查分析。这种情况在文献中并不多见（O' Cathain et al.，2013），值得进一步研究。

3.7 RCT 中的测量

3.7.1 确定测量的准确性

在正式 RCT 中使用的测量方法可能因 RCT 环境、患者人群的不同而有所差异。在可行性探索 / 试验前阶段，研究人员可以使用定性研究来探索正式 RCT 中计划采用的过程和结局指标测量方法的外在效度（框 3.3）。

框3.3　举例：在可行性探索阶段使用定性研究了解关键结局测量的外在效度

Farquhar 同事（2010）在英国开展了一项针对慢性阻塞性肺疾病的 RCT 预实验。预实验期间进行了定性研究，目的是探索 RCT 结局测量方法的可行性。对干预组 13 例患者进行了 51 次纵向访谈，记录参与者完成结局测量的情况。研究人员最终未在正式 RCT 中使用该结局测量方法，因为这一方法对该研究的患者群体而言缺乏效度。

Source：data from Farquhar, M., et al.（2010）. The experience of using the SEIQoL-DW with patients with advanced chronic obstructive pulmonary disease（COPD）：issues of process and outcome. *Quality of Life Research*，Volume 19，Issue 5，pp 619-629. Copyright © Springer Science + Business Media B.V. 2010.

3.7.2 改进结局测量的完成情况

当 RCT 的结局测量是通过邮寄问卷的方式进行时，缺失数据或问卷不返回会降低 RCT 的内外部效度。如果在可行性探索 / 试验前阶段能识别出结局测量可能发生的问题，那么与未应答者进行定性研究可以帮助识别并解决在正式 RCT 中可能发生的无应答问题。Nakash 等人（2008）在正式 RCT 中发现了这一问题，然后开展了定性研究，发现有些未应答者没有理解全面 RCT，导致 RCT 测量没有完成。这项定性研究对 RCT 的后续开展具有一定的参考价值。

3.7.3 制定结局测量方法

在可行性探索 / 试验前阶段，研究人员可能会确定一系列对 RCT 参与者重要的结局（见 3.6.1 节）。如果不是所有结局都有经过验证的测量方法，则可以在为正式 RCT 做准备时制定这些测量方法。第一步可以通过定性研究，确定测量工具的种类。然后可以对患者样本进行定量测量。研究者发表过一些文章，阐述了如何在 RCT 前使用定性研究开发出结局测量方法，并应用正式 RCT 的数据进行定量心理测试（Abetz et al.，2009）。这种方法的价值在于，它减少了在正式 RCT 之前单独进行心理测试的时间和成本。这种情况下开展定性研究的价值是双倍的：使用经过验证的工具增加了 RCT 结果的可信度，并为 RCT 提供了可靠的测量工具。风险在于测量结果中可能隐含着测量工具的问题，降低了与该结局相关的 RCT 结果的可信度。

3.8 了解 RCT 参与者的健康状况

RCT 过程中进行定性研究的一个副产品是，在探索干预的可接受性时，参与者提供了对干预所针对的健康状况的看法（O′Cathain et al.，2013）。研究人员在整理这些看法时必须谨慎，因为 RCT 的参与者可能与一般的患者群体不同。如果研究中很少或几乎没有关于健康状况的描述，定性研究可能做出有用的贡献（Toye et al.，2016）。

3.9 要点回顾

◆ 定性研究可以为产生有效性证据发挥较大作用。

◆ 定性研究发挥的同一作用可以用不同的方式来描述，而其作用可以是有理论依据的、多重的或计划外的。

◆ 定性研究的作用包括了解干预措施、RCT 的实施、RCT 的结局或 RCT 应用的测量方法等。

◆ 阅读本章所描述的作用范围可以帮助研究者拓宽对定性研究的理解，并将定性研究在 RCT 中的应用价值最大化。

3.10 思考问题

◆ 如果你正在计划一项定性研究，其主要贡献是什么？

◆ 如果你在分析一项定性研究，数据中显而易见的贡献有哪些？发表文章时，哪些是最重要的？为什么？

延伸阅读

O'Cathain, A., Thomas, K.J., Drabble, S.J., Rudolph, A., Hewison, J. (2013). What can qualitative research do for randomised controlled trials? A systematic mapping review. *BMJ Open*, **3**:e002889. doi: 10.1136/bmjopen-2013-002889.

4

定性研究在不同类型随机对照试验中的应用

概览

阅读本章以了解定性研究如何应用于以下几种不同类型的 RCT：

◆ 解释性 RCT

◆ 实用性 RCT

◆ 可行性研究 RCT、预实验或探索性 RCT

◆ 整群 RCT

◆ 单病例 RCT

◆ 析因设计 RCT

4.1 引言

　　研究者在写定性研究应用于 RCT 的方法学思考时，往往关注的是实用性的双臂个体随机的正式 RCT。然而，定性研究可以应用于一系列的 RCT 设计类型中。定性研究的目标、数据采集、分析可因 RCT 的具体设计类型而异。这个章节将简要介绍针对各种 RCT 设计类型应如何开展定性研究。如有相关指南，那么文中将说明这一点，并描述针对不同设计类型的具体挑战。与其他类型 RCT 相比，这里提供了更多关于可行性研究和 RCT 预实验的细节，因为方法学的考虑往往集中在正式 RCT 上，并且本书后面的许多章节详细介绍了在正式 RCT 的基础上使用定性研究的常见实践。

4.2 解释性和实用性随机对照试验

　　解释性 RCT 是经严格控制的试验，通常以安慰剂作为对照，旨在测量理想情况下干预措施的效力（Torgerson and Torgerson，2008）。
实用性 RCT 则更侧重外部和内部验证。它们的目标是产生可应用于
日常实践的证据，测量其对受试者、从业者和决策者而言最重要的结
局的影响，并与常规干预而不是安慰剂对照进行比较（Torgerson and
Torgerson，2008）。解释性 RCT 与实用性 RCT 二者之间关系是一个
连续体而不是截然二分，指的是研究人员对 RCT 采取了更偏解释性
或实用性的"态度"（Treweek and Zwarenstein，2009）。那些偏实用
性态度的人倾向于将 RCT 结果最大限度地应用于日常实践。学者们
建议开展更多的实用性 RCT，因为它们在真实世界中具有更高的实用
价值（Treweek and Zwarenstein，2009）。由于解释性 RCT 和实用性
RCT 是一个连续体，研究人员可能只有在他们的 RCT 研究处于连续
谱极端时才会明确地将它们确定为实用性 RCT。

4.2.1 解释性 RCT

解释性 RCT 常用于检验药物的效力，而不是更复杂的干预方案。
一篇文献综述了 2008 年至 2010 年间发表的采用了定性研究方法的
RCT 研究指出，104 篇文章中有 7 篇使用安慰剂对照（O' Cathain et al.，
2014b）。也就是说，这 7 项 RCT 都属于解释性 / 实用性 RCT 谱系的解
释性末端。在这些解释性 RCT 中采用定性研究来探究以下问题：

- ◆ 安慰剂对患者的意义；
- ◆ 干预措施的依从性；
- ◆ 与参与 RCT 相关的试验行为和伦理问题；
- ◆ 结局测量。

4.2.2 实用性 RCT

定性研究在实用性 RCT 中应用更为普遍，因为这类 RCT 采用
比药物干预更复杂的干预措施进行干预，且在复杂的环境中开展研
究，如社区、初级保健机构和学校，通常以常规治疗作为对照组。在
4.2.1 节所提及的综述中，104 篇 RCT 文献中有 12 篇明确指出是实用
性 RCT。这表明研究者并不一定使用解释性和实用性的标签来描述他

们的 RCT 研究（O′Cathain et al.，2014b）。许多文献中的 RCT 将"常规治疗"作为对照组，表明 RCT 处于实用性的一端。在这类 RCT 中，定性研究更侧重于探讨干预的可行性和可接受性，以及试验实施、结局和结局的测量。

针对在实用性 RCT 中开展定性研究，已有可用的指南（Oakley et al.，2006）。此外，关于在复杂干预 RCT 中进行过程评价以及在实用性 RCT 中开展定性研究，已发表的指南高度相关（Moore et al.，2015）。其中后一个指南既涉及 RCT 的可行性探索／预实验阶段以改善干预和 RCT 的实施，也涉及干预评估阶段以解释 RCT 结果；目前为止，其主要关注的是后一阶段的应用。根据这个指南，过程评价的关键作用集中在干预的影响机制、实践以及运行环境。研究环境对实用性 RCT 非常重要，因为它既能影响干预的实施，又能影响结局。正如第 3 章所讨论的，定性研究可以用来实现过程评价的所有三个功能。

4.3 可行性研究 RCT、预实验和探索性 RCT

关于开发和评估复杂干预，MRC 指南建议在进行全面评估之前尽早开展可行性评估（Craig et al.，2008）。在这个"可行性探索和预实验"阶段，研究人员可以识别和解决那些在正式研究阶段可能破坏干预可接受性和可及性的问题。如果发现的问题是可以解决的，研究人员会进入正式 RCT 的下一个阶段；如果干预或 RCT 实施中发现了根本性的问题，则可能导致研究返回到设计阶段。

为这种 RCT 类型下一个明确的定义很困难，因为研究人员有时使用"可行性，试验性和探索性"这些术语来描述相同类型的研究或 RCT，而其他研究人员则试图区分这些术语。也可以使用其他术语，例如用"形成性"研究来指代准备 RCT 的"循证设计"部分（Behets et al.，2008）。Eldridge 等（2016）通过将这个领域定义为"为 RCT 做准备"来使其更为清晰。虽然他们开始时认为预实验和可行性研究是相互排斥的，但最终将预实验作为可行性研究的一个子集进行记录；可行性研究旨在探究能否做某事；一项预实验可能会做同样的事情，同时也是未来部分或全部正式研究的迷你版。

正式 RCT 的可行性探索 / 预实验阶段开展的研究并非一定是 RCT 设计，而有可能是：

◆ 定性研究，用访谈和非参与式观察来改进干预措施及实施方式。

◆ 混合方法研究，针对干预的应用，同时进行定性研究和定量研究。其中定量研究可以用于衡量干预措施的保真度以及干预措施的中期效果。

◆ 与外部预实验结合的定性研究或过程评价。在这里，可行性研究可以优化随机化过程，提高正式 RCT 的入组率，改善干预组和对照组的依从性，以及解决上述两种设计方法所能解决的问题。

4.3.1 RCT 可行性研究中开展定性研究的指南

表 4.1 概述了在 RCT 可行性研究中使用定性研究的指南（O′Cathain et al.，2015）。该指南中的一些条目与和正式 RCT 同时开展的定性研究相关，因为它们是正式 RCT 的准备阶段。与可行性探索 / 预实验阶段具有特定相关性的项目如下：

◆ **需要优先处理的不确定性**：在可行性研究阶段存在大量的不确定性，研究者需要考虑最主要的不确定性是什么，并用他们有限的时间、经费和人力资源来解决这些问题。第 3 章的内容可以帮助研究者确定研究的一连串问题和不确定性，以便研究团队在他们的研究中确定优先顺序。这个阶段应用定性研究的目的是改善干预措施和（或）RCT 的实施，为正式 RCT 做好准备。

◆ **采取"动态"的路径**：如果可行性研究中包含 RCT 的预实验，研究者可能会尝试将随之开展的定性研究视为与正式 RCT 同时开展的定性研究的迷你版本。定性研究的方法可能不同，因为这时预实验的目标不是测量干预效果，而是测试是否能招募足够多的研究对象，是否能保证较高的保留率以达到内部真实性等。推荐采取动态的方法进行定性数据收集，早期收集定性研究资料并据此采取行动来改善干预或预实验 RCT 的实施。这意味着在可行性研究结束之前，可以对依据定性研究结果而采取行动的影响以及后续进一步发现的问题进行评估。关于这种动态方法有一个很好的例子，是 Donovan 等（2002）对 RCT 入组率的研究，他们在 RCT 预实验中使用定性研究来探讨 RCT 的招募过程。该研究团队继续完善了这一方法，并将其描述为改善特定 RCT 实施过程的干预（Donovan et al., 2016）。

◆ **采用协同合作的方式**：定性研究和 RCT 的研究人员可以选择在评估阶段和正式 RCT 中分别开展研究工作（见第 12 章）。在可行性研究阶段，定性研究人员和 RCT 运行团队之间的协同合作并不是必需的。这时的工作重点是整个团队在投入大量资源进行正式 RCT 之前，尽可能多地学习以改进干预措施和 RCT 的实施。通过协同合作，定性研究人员在研究全过程向整个研究团队反馈相关可行性研究结果，这将会使研究受益（见第 12 章）。

◆ **更改干预措施或 RCT 实施的计划**：如果预期定性研究会对干预和正式 RCT 产生影响，那么针对定性研究结果制订行动计划就很重要了。能够做出改变的人应该出席可行性研究阶段的会议，并签字同意采取行动。可能需要仔细地制定时间表，以便对正式 RCT 进行更改，特别是在干预措施需要更改的情况下。

◆ **报告研究发现**：研究者可能对发表可行性研究结果犹豫不决，认为这些结果仅对他们要开展的正式 RCT 有用。研究人员还可能担心，具有高影响因子的期刊不会发表可行性研究的文章；或者不愿意花时间撰写一篇论文，因为认为它不会具有与正式评估相同的影响力。如果可能，建议研究人员发表这项研究工作，因为它将有助于其他研究人员考虑类似干预措施或 RCT 的可行性。论文可以对未来开展的 RCT，或类似的干预措施，或 RCT 通用的一些内容进行说明，从而最大限度地发挥其作用。

表4.1　定性研究方法在可行性研究中的应用指南

可行性研究项目	考虑的问题
1. 研究选题	a. 在设计可行性研究时，要广泛地考虑问题。定性研究有助于探索需要考虑和解决的问题
	b. 通过识别关键的不确定性来确定初始问题的优先顺序，同时考虑到出现紧急情况的可能性
	c. 考虑那些常被忽略的问题，例如"常规治疗是什么"
2. 设计和数据收集	a. 考虑可能用于解决关键可行性问题的定性研究方法，包括动态或迭代方法，这些方法允许在开展进一步定性研究之前了解更早期的定性研究结果，作为可行性研究的一部分
	b. 从一系列定性方法中选择适当的方法来解决可行性问题，并为所做出的选择提供理论依据；非参与式观察可能是一个重要的方法
	c. 选择研究对象、分组、研究地点、干预阶段时要注意多样性
	d. 理解定性研究和公众、患者参与的差别
3. 分析	a. 考虑分析的时机，它可能处于动态过程的各个阶段
	b. 可以使用许多不同的分析方法，包括框架分析、主题分析和扎根理论的分析
	c. 数据涉及的内容可能很广，但分析可能集中在一些关键问题上
4. 团队合作	a. 在可行性研究设计团队中应有定性研究人员
	b. 考虑定性研究人员和更广泛的可行性研究团队之间的关系
	c. 考虑谁将对干预或试验实施做出修改
5. 报告	a. 尽可能发表可行性研究，因为它们将有助于其他研究人员考虑类似干预措施或试验的可行性
	b. 详细描述定性分析结果和研究发现的细节
	c. 明确未来开展的试验，或类似干预措施的其他试验或一般性试验可借鉴的内容

4.3.2 在可行性研究阶段采用定性研究的挑战

在可行性探索 / 预实验阶段开展定性研究有以下挑战：

1. **资金支持**：开展可行性研究可能很难获得资金支持，而且随着时间的推移，研究可能需要从不同的来源获得资金。

2. **采用动态的研究策略**：在定性研究中，采用动态方法收集和分析数据的可行性很少被提及。只有在具有足够长时间的 RCT 预实验中，才能反复进行数据收集和定性研究分析。这需要迅速收集和分析数据，并为此提供足够的资源。

3. **做出需要更改的决定**：如果发现 RCT 实施或干预措施出现了问题，研究团队必须决定是否采取行动解决每一个问题。如果实施干预的一名工作人员或采用干预措施的一名患者提出了问题，这是否足以证明需要采取行动？这需要团队沟通和决策，以确定哪些问题需要解决，以及如何解决（见第 12 章）。

4. **当资源有限时改变优先级**：即使研究人员清楚地知道改变 RCT 的干预措施或实施是必要的，做出这些改变也需要时间和资金的支持。研究资源可能并不可用，团队需要根据变更的成本对其进行优先级排序。因此，事先计划就比较重要了。在一项旨在增加囊性纤维化成人患者药物依从性的 RCT 预实验和过程评价项目中（CFHealthHub，2016），研究团队计划了一个时间点，届时定性研究人员将完成第一次数据收集和分析，并向整个团队报告结果。开展干预的团队在此反馈之后的一段时间内分配人力，以便在开展进一步定性研究之前进行必要的更改，然后再继续进行 RCT 的预实验。

5. **发表可行性研究结果**：研究者会考虑发表 RCT 可行性研究中定性研究的结果，但可能发现难以寻找到适合发表的刊物，或难以构建这类论文。名为 *Pilot and Feasibility Studies* 的开放获取期刊会发表这些研究（BioMed Central，2017）。随着时间的推移，非正式的模板可能会出现，以帮助未来的研究人员更轻松地撰写这类期刊文章。框 4.1 描述了一个嵌入了定性研究的 RCT 预实验的例子。

框4.1　举例：一个嵌入定性研究的实用性RCT预实验案例

Hubbard 及其同事（2016）进行了一项实用性 RCT 的预实验，以评估采用心脏康复促进结直肠癌术后，患者锻炼和康复是否可行且可接受。患者被转至每周接受心脏康复课程，这个课程也有心血管疾病患者参加。RCT 在常规医疗环境中进行，并将干预与常规治疗进行比较。41 名患者参与了这项 RCT，研究者还收集了同意参加 RCT 并完成干预的人员的定量数据。22 名结直肠癌患者、8 名心血管疾病患者和 11 名护理及理疗人员参加了同时开展的定性访谈。使用主题框架法分析了定性数据。研究发现干预措施既可接受又可行。干预的一个明显好处是增加了受试者锻炼的信心和动力。其中采用干预措施的障碍是患者从手术中恢复所需的时间。该研究团队在文章的摘要中建议开展正式的 RCT 研究。

Source：data from Hubbard，G.，et al.（2016）Is referral of postsurgical colorectal cancer survivors to cardiac rehabilitation feasible and acceptable？ A pragmatic pilot randomised controlled trial with embedded qualitative study. *BMJ Open*，Volume 6，Issue 1. Copyright © 2016 BMJ Publishing Group Limited.

4.4 整群随机对照试验

在整群 RCT 中，以诸如家庭或社区，或某些组织如学校、基层卫生服务机构或医院的特定人群作为随机分组单位，而非以个体作为分组单位。Grant 等（2013）提供了一个框架，用于设计和报告整群 RCT 的过程评价（见框 4.2）。虽然这个框架的重点并不是定性研究，但明确指出了定性研究与此类 RCT 一起使用可以发挥的作用。作者承认，对于设计和进行整群 RCT 的过程评价并没有最佳方法，过程评价将取决于特定的整群 RCT 和可用的资源。他们提出了一个有助于大家理解的架构：

- ◆ 试验的实施；
- ◆ 随着时间推移干预的实施情况；

◆ 以及个体对干预的反应。

这一指导框架与一般的过程评价指南之间存在相当大的重叠（Moore et al.，2015）。该指导框架的独特之处在于指出研究人员需要关注与 RCT 相关的整群和个体。例如，定性研究可用于探索整群之间的差异（见框 4.3）。虽然 Grant 等（2013）专注于被干预的整群，但是他们指出了解对照组群体中事件发生情况的重要性。

框4.2　整群RCT中开展定性研究的作用

探索整群和个体的招募：理解为什么某些群体参与而其他群体不参与，可以帮助解释 RCT 结果的可推广性。了解某些个体参与而其他个体不参与的原因可以帮助识别偏倚并解释 RCT 结果。

探索不同群体水平以及群体中个体的干预实施：通过了解每个群体中如何实施干预，从而将关注点放在整群之间实施干预的困难程度或变异程度上。这有助于解释 RCT 结果。了解随着时间的推移群体或个体参与度或干预实施如何发生变化，将有助于了解如果在 RCT 中发现干预效果，干预将如何在常规实践中发挥作用。

探索整群和其中的个体对干预的反应：这类似于探索影响机制，被 Moore 等（2015）确定为过程评价的关键功能。

探讨干预措施如何嵌入常规卫生服务中：如果提供新干预措施的工作人员可以将其纳入日常诊疗，并且在 RCT 中发现干预措施有效以及随后可被用于日常诊疗，则其从知识转化角度来说效果很好。第 6 章将进一步探讨这一概念。

探索整群间疗效的变异：了解为什么某些群体会显示主要结局的改善而其他群体没有改变，可帮助理解 RCT 结果在不同背景下的变异性。框 4.3 列举了一个这方面的例子。

理解干预的背景：例如，不同的整群可能来自于不同国家，这种更宽泛的背景可能会影响干预的实施方式或干预的结果。框 4.3 中的案例显示了资源可用性如何影响 RCT 中每个群体的结果。

Source：data from Grant，A., et al.（2013）Process evaluations for cluster randomised trials of complex interventions：a proposed framework for design and reporting. *Trials*，Issue 14，p. 15. doi：10.1186/1745-6215-14-15. Copyright © Grant et al.；licensee BioMed Central Ltd. 2013.

框4.3　采用定性研究的整群RCT示例：群体中的母乳喂养（the Breastfeeding in Groups，BIG）研究

　　Hoddinott 及其同事（2010）在苏格兰的 14 个地区开展了一项整群 RCT。7 个干预地区的干预措施是促使卫生专业人员开展更多与母乳喂养有关的团体活动。研究团队假设干预群组之间存在差异。他们在 RCT 期间进行了焦点小组访谈和对母乳喂养群体的观察。在对 RCT 结果进行分析之前，他们采用定性研究的方法，构建了影响干预措施成败因素的解释模型。RCT 得到了阴性结果，即 7 个干预地区中有 3 个干预地区母乳喂养率下降。构建的解释模型帮助研究人员识别出一些问题来解释群组之间的差异，包括不同地区的领导力问题、小组会议的举办地点以及在母乳喂养率下降群体中资源缺乏的问题。

Source：data from Hoddinott，P. et al. Why do interventions work in some places and not others：a breastfeeding support group trial. *Social Science & Medicine*，Volume 70，Issue 5，pp. 769-778. Copyright. 2009 Elsevier Ltd.

　　定性研究面临的挑战在于与大量群体合作，以及平衡对群体和个体的关注。有时少量群体和所有干预群体都可能包含在定性研究中（参见框 4.3 中的例子）。在群组数量较多的情况下，定性研究需要进行抽样。定性研究通过整合多种抽样方法和在群组层面开展混合方法研究，设计一份可由所有群组完成的调查问卷。为了在整群或个体定性研究的资源花费之间取得平衡，研究团队需要在混合方法研究的规划阶段讨论定性研究的优先级。

　　研究中的群组可以采用平行设计或阶梯设计被分配到干预组和对照组。发达国家中越来越多地使用阶梯设计 RCT 来评估健康教育的干预效果（Beard et al.，2015）。已有定性研究应用于阶梯设计 RCT，其方式类似于平行设计 RCT（Aoun et al.，2015）。随着时间的推移，从对照组到干预组的交义可能会带来挑战，因为研究环境会随着时间发生变化。定性研究可用于探索此类 RCT 中随时间发生的研究环境变化。

4.5 单病例随机对照试验

单病例随机对照试验是个体的交叉研究，通过评估个体患者的治疗效果，从而促进个体化治疗。个人在不同时间段被随机分配到干预组或对照组。单病例随机对照试验对于慢性病患者非常有用，尤其是那些对治疗反应稳定且不随时间变化，治疗效果可以即时体现，治疗的遗留效应可忽略不计的情况（Duan et al.，2013）。它还可用于评估罕见病症的干预措施。它已被用于评估行为干预以及药物效应（Sneihotta et al.，2012）。定性研究表明，这种类型的 RCT 是可以为患者所接受的（Brookes et al.，2007）。

对于在这种类型的 RCT 中使用定性研究还没有正式的指导框架。尽管一些研究人员对此提出了思考，但关于使用定性研究来应对这类试验所面临的挑战，已发表的经验并不充足。Van Ness 等（2016）思考了在混合方法研究的框架下，如何在单病例随机对照试验中使用定性研究。他们描述了在以下方面采用定性研究：

- ◆ 评估试验实施，例如通过访谈受试者，了解他们对"洗脱期"有效性的看法；
- ◆ 探索受试者对获益的看法，并思考对每个个体的定量结果测量。虽然 Van Ness 及其同事引用了其他学者对使用定性研究来验证 RCT 结果的担忧，但是定性研究可以识别出 RCT 中没有测量到的获益和不良问题。

因为每个患者在 RCT 中会进行单独分析，最好将定性研究视为对每个患者的个案研究。混合方法分析可将患者个体的定量和定性数据合并在一起进行比较（参见第 11 章）。然后，每个患者的定量和定性数据可以被视为多个案例研究和所对应的治疗模式，用于确定哪类患者会受益及其原因。当研究人员探索干预有效的可能性时，这种混合方法可用于可行性评估和预实验阶段。当发现干预措施有效时，它也适用于在实施阶段对个体患者进行有效性验证。

4.6 析因设计随机对照试验

析因设计 RCT 是同时进行两种或多种干预的比较研究。第 2 章框 2.1 描述了一项混合方法研究的方案，它用于一项比较两种干预措施改善脑瘫患儿步态以及两种治疗方法相结合的有效性的 2×2 析因设计 RCT。该团队同时进行的定性研究是对 18 对父母和孩子进行的两次访谈。第 9 章图 9.1 中描述的另一个例子是一项具有 4 个分组的析因设计 RCT（Tonkin-Crine et al.，2014）。其中 3 组接受了全科医生急性咳嗽咨询干预（干预措施 A、干预措施 B 和合并两种干预措施）。对所有 3 个干预组中的患者进行了抽样，选取其中的 62 名患者进行了定性访谈。这表明在这类 RCT 中进行定性研究的潜在挑战是，定性研究可能需要更大的样本量，并且定性分析中各组的定性比较至关重要。在析因设计 RCT 中使用定性研究的指南尚未见发表。

4.7 新的设计方案

适应性 RCT 目前受到较多关注，即在开展 RCT 的过程中，基于现有数据结果对设计进行前瞻性的计划改变。在序贯多次随机分配试验（sequential multiple assignment randomized trials，SMARTs）中，受试者最初被随机分配到一个治疗组，然后在 RCT 的后期被重新随机分配，以评估长期结局（Moodie et al.，2016）。定性研究完全可以在这些设计中做出相应贡献，无论是探索干预，还是理解这些新设计方案实施的意义。到目前为止，只发现利益相关方对适应性设计看法的定性研究案例（Dimairo et al.，2015），而没有将定性研究用于适应性设计的实践案例。

4.8 要点回顾

◆ 定性研究可以在解释性 RCT 中运用，但在实用性 RCT 中应用更多。

◆ 可行性探索或 RCT 预实验与正式 RCT 不同。在进行定性研究时，研究人员可以采用动态方法进行数据收集，将结果反馈给团队，以便对 RCT 预实验的实施及可行性研究阶段的干预进行改进。

◆ 整群随机 RCT 中的定性研究需要考虑群组和个人层面的处理。

◆ 定性研究可在 N of 1 试验中使用，从而在评估的实施阶段，帮助了解如何最好地进行个性化治疗。这时定性研究的分析将与其他类型 RCT 中定性研究使用的分析不同，侧重于多个混合方法的个案研究。

◆ 析因设计 RCT 中的定性研究可能侧重于患者如何看待 RCT 中的两种或更多种干预措施。与只有一个试验组的 RCT 相比，这可能需要更大的样本量，并且分析时可能需要在各干预组之间进行比较。

◆ 似乎很少在新的设计（如适应性试验）中开展定性研究，但这种情况在未来可能会发生变化。

4.9 思考问题

◆ 你打算采用哪种类型的 RCT 设计？

◆ 在此类 RCT 中进行定性研究时，需要注意的关键问题是什么？

延伸阅读

Moore, G., Audrey, S., Barker, M., Bond, L., Bonell, C., Cooper, C., Hardeman, W., Moore, L., O'Cathain, A., Tannaze, T., Wight, D., Baird, J. (2015). Process evaluation of complex interventions. Medical Research Council guidance. *BMJ*, **350**, h1258. doi: 10.1136/bmj.h1258.

Grant, A., Treweek, S., Dreischulte, T., Foy, R., Guthrie, B. (2013). Process evaluations for cluster randomised trials of complex interventions: a proposed framework for design and reporting. *Trials*, **14**, 15. doi: 10.1186/1745-6215-14-15.

5

研究范式

概览

阅读本章内容，了解不同研究范式，包括：

◆ 隐性后实证主义范式

◆ 参与式行动研究

◆ 变革性范式，例如以社区为基础的参与式研究

◆ "动态"方法

◆ 现实主义范式

◆ 辩证多元主义范式

5.1 引言

范式指某一特定学科的研究者所共同遵循的世界观。它是一组信念和基本意向，决定了人类可获知的知识，以及如何最好地进行研究以产生知识。它可以用来界定如何进行研究以及如何评估其质量（有关在 RCT 研究中开展定性研究的质量评估的详细信息，请参见第 13章）。在整合了定性研究和 RCT 的混合方法研究中，通常隐含着后实证主义范式，此外还可能包括如参与式行动研究和现实主义评估等范式。定性研究者的哲学立场可能与 RCT 研究者不同，所以在混合方法研究中，定性研究的立场取决于所采用的范式。因此，在混合方法研究中进行范式的团队讨论以了解团队内部的各种立场非常重要。本章将重点介绍在混合方法研究中可以采用的范式，以及研究人员在整合定性研究与 RCT 时可能面临的一些挑战。

5.2 RCT 和定性研究是不同的范式吗

RCT 广受研究者的青睐，他们认为 RCT 可以通过无偏倚的方法评估干预措施的有效性，从而为医疗健康领域提供重要的证据支持。研究中的偏倚是无法避免的，也无法找到有效的手段完全消除从而得到一个完全准确的结果，尽管如此，研究者认为，在有效性评估时可以通过随机化和盲法的手段尽量减少偏倚对研究结果的影响。非药物的复杂干预 RCT 研究中，越来越多的研究人员意识到社会关系和环境对有效性研究的重要性。他们倾向于通过非试验性方法和定性研究了解干预实施的复杂性及在相应的研究环境中干预措施产生作用的机制。由于这种范式是当前卫生评估中主要采用的范式，研究人员很少在申请基金资助和发表文章时明确指出研究中涉及的这种研究范式。因此，这种范式被称为"后实证主义"范式，或者更确切地说是"隐性后实证主义"范式。

定性研究与建构主义（constructivism）或解释主义（interpretivism）范式相关，这种范式认为事实（reality）由人类所构建。也就是说，事实并不是单一且一成不变的，而是由不同的人所感知的不同事实。对于在这种范式中工作的研究人员来说，涉及人类行为复杂性的问题往往很重要，例如为什么健康从业者或患者会采取不同的应对措施，或者患者的健康状况体验。在这个范式中，相比减少偏倚带来的影响，研究人员更多关注自身在所开展的研究中的角色和作用。这些研究人员具有自省性（reflexivity），即他们作为研究人员对研究数据收集、分析和解释所可能或已经产生的影响。尽管定性研究通常采用这种范式，但仍然可以在其他范式的指导下开展定性研究，比如后实证主义范式等。

"范式之争"发生在 20 世纪 80 年代，当时人们认为在同一研究中不能同时进行定量和定性研究，因为每种研究都只能在不同的范式下进行。目前，这种认识在健康相关研究中已不再占主导地位。混合方法学者已经描述了如何在一系列范式下进行定性和定量研究（Bryman，1998；Creswell and Plano Clark，2007；Morgan，2007），以及在诸如后实证主义、建构主义、实用主义和变革性设计等范式下进行混合方法评估（Mertens and Tarsilla，2015）。在评估领域，Greene 等（2001）认为必要时需要采用混合方法进行评估，原因在于评估通常在自然环境中进行，而对于这种自然环境下复杂性问题的解决，需要整合不同的认知方式。他们提出了一种辩证的立场，促进了定量和定性这两种截然不同的研究思想的融合，进而从差异中挖掘更深层的认知。5.3 节详细介绍了可以使用和已经应用于定性研究和RCT 的一系列范式。

5.3 结合定性研究和 RCT 的范式

5.3.1 隐性后实证主义范式

如 5.2 节所述，研究人员并非一直具有一个明确的研究范式。当结合定性研究和 RCT 时，RCT 研究者通常仅在后实证主义范式下进行研究，而定性研究者可能采用包括后实证主义范式的多个范式。RCT 被视为评估中最重要的组成部分，其至被等同于评估研究本身；定性研究则作为辅助研究，它不以任何方式干扰 RCT 研究。由于RCT 占主导地位，定性研究可能归入后实证主义范式，这种情况下，如果研究团队中研究人员持有不同的价值观和信念，则可能会产生一定的分歧（Simons，2007）。采用这种哲学立场可能会出现以下三个问题：

1. 定性研究地位低：由于定性研究被认为在混合方法评估中起到了优化、增强作用（Popay and Williams，1998），而非评估的组成部分，所以 RCT 研究人员的认知立场会占主导地位（Song et al.，2010）。这使得评估被视为"RCT+ 附件"，其中定性研究就是这样的附加组件。这反过来导致定性研究资源不足和被忽视（O'Cathain et al.，2014a）。

2. 团队成员之间关系紧张：RCT 研究者和定性研究者之间可能

存在紧张关系。RCT 研究者更重视统计的普适性、客观性，遵循研究方案实施并对研究环境进行控制；与此同时，定性研究人员则更重视归纳，更关注研究背景和主观内容，所运用的研究方法更灵活。如果 RCT 研究人员的价值观占主导地位，那么可能会在不适当的情况下要求定性研究人员增加样本量、进行概率抽样，并遵循既定的研究方案而非采用更适合该研究的灵活方法（O′Cathain et al.，2014a）。

3. 破坏定性研究：Giddings（2006）表达了对混合方法研究的担忧，认为其仅是"后实证主义范式的拖累"，还会导致定性研究丧失优势。几十年前，有人担心"RCT 范式"会损害定性研究，将其比作吞噬定性研究的狼（Popay and Williams，1998）。最近，Hesse-Biber（2012）担心 RCT 研究者自身的因素会影响研究，或研究者不能很好地保持客观性，而这些恰恰是定性研究的特点。她还担心 RCT 的主导地位限制了定性研究可以发挥的作用，并对强调定量研究价值的状态表示担忧。

在采取隐性后实证主义范式的情况下，不一定会出现上述问题。研究者重视评估研究中方法的多样性时，他们之间也会达成方法学共识。此外，也可通过在研究计划阶段进行团队讨论，分享不同团队成员所持有的立场和价值观，以及协调这些问题的方式，以避免后续出现问题（见第 14 章）。

5.3.2 参与式行动研究

参与式行动研究涉及研究人员和参与者之间的合作，并有参与行动 - 反馈 - 行动 - 反馈的周期性过程。实施科学（其重点是真实世界中不同临床实践的变革和发展）以及基于社区的公共卫生评估（其重点是给社区赋权以实现持续变革）可以使用参与式行动研究去开展评估。在这些领域进行 RCT 的研究者悉知评价干预措施是否改善健康的研究环境的复杂性，并深知了解受试对象对干预措施的意见的必要性。这些研究人员愿意采用不同的世界观来评估他们想要实现的目标：真实世界的持续变化。

Leykum 等（2009）提出将参与式行动研究与 RCT 结合起来，发挥两者的优势，在实施层面通过对干预措施的调整，平衡 RCT 研究中干预措施标准化的需求，从而可以在更多研究环境中实施。换言之，这种观点认为干预措施并非固定不变，而是具有固定和灵活两方面的特点（Hawe et al.，2004），可根据干预措施实施的环境灵活调整。在 RCT 研究全程对干预措施进行反思以及时调整干预措施的实施，从而适应当地的研究环境和条件。这种方法可能需要改变传统的 RCT 研究设计，例如允许参与 RCT 的每个研究点测量额外的终点结局事件。定性方法可用于促进研究对象参与，并以更传统的方式去探索干预和 RCT 的实施。框 5.1 中的例子描述了参与式的"行动研究原则"（Hoddinott et al.，2012，p.2）。

框5.1 举例：采用参与式行动研究为正式RCT做准备

Hoddinott 等（2012）采用参与式设计方法，设计并实施了一项旨在改善贫困地区妇女母乳喂养的干预。干预措施是将喂养支持团队整合到产后常规病房护理中进行电话指导。该研究分为两部分：一部分为 RCT 预实验，另一部分为混合方法过程评价，侧重于从女性和健康从业者的角度探索研究的可接受性、可行性，以及干预措施实施与方案的吻合程度。参与式方法以行动研究原则为指导，用于干预措施的设计、实施和评估。这种方法的基本原理是干预和 RCT 必须在日常照护行为中可行，因为这部分医疗保健系统的资源有限。该研究在正式 RCT 研究的准备阶段进行。由研究对象、管理人员和研究人员组成的指导小组会在研究过程中通过会议讨论研究设计和干预措施，以及干预措施和 RCT 的实施。指导小组成员讨论了 RCT 预实验中存在的问题，例如针对女性研究对象最佳的随机化方案、受试者入组困难的原因等。整个会议过程均有录音记录，并与其他数据一起使用框架分析法进行分析。

Source：data from Hoddinott，P et al.（2012）'Process evaluation for the FEeding Support Team（FEST）randomised controlled feasibility trial of proactive and reactive telephone support for breastfeeding women living in disadvantaged areas'. *BMJ Open*，2012；2：e001039. doi：10.1136/bmjopen-2012-001039. Copyright © 2012 BMJ Publishing Group Limited.

5.3.3 变革性范式

变革性范式的重点是改善社会边缘群体的生活（Mertens and Tarsilla，2015）。社区参与式研究通常在这种范式内进行。在这种范式中，社区参与到关于社区内实施干预和研究的决策。Trickett（2011）描述了基于社区的参与式研究的要素，包括：以社区为单位进行研究，社区参与有关干预的决策，社区许可，重点关注的是 RCT 研究完成后干预措施所带来效益的可持续性。然而，Trickett 认为，将 RCT 用于效果评估时，上述优势在实践中并不明显。相反在效果评估中，RCT 起决定性作用，社区参与所起的作用有限。Goodkind 等（2016）在文章中描述了在这一范式内进行定性研究和 RCT 所面临的挑战，与此同时也列出了一些成功的研究案例。他们阐述了在研究设计阶段充分的时间和物质准备对评估的重要性。他们还以一项基于社区的参与式研究为例，该研究评价了以社区为基础的社会联合支持对减少美国成年难民心理健康差异的有效性，详细描述了整合定性研究和 RCT 所面临的挑战。这些挑战包括社区成员认为没有必要开展 RCT，因为其中一些成员体验过这种干预措施并觉得有效，而访谈者还是希望社区成员能够参与到 RCT 研究中。应对这些挑战的方法包括在公开场合对研究对象进行随机分组，按照制定的方案为社区成员提供帮助，并详细记录帮助过程。框 5.2 描述了基于社区的参与式研究的一个例子。定性研究可以作为参与式研究中基础内容构建和探索的一部分（如框 5.2 中的例子）和（或）作为过程评价的一部分。

5.3.4 "动态"方法

"动态"方法不是一个正式的范式，而是一个术语，用来描述一种往复迭代的行动研究，其中开展的定性研究可改进某一特定 RCT 研究对象的招募情况（Donovan et al.，2002）。此处，RCT 中嵌入了定性研究。应用非参与式观察和定性访谈探讨如何招募 RCT 参与者以及患者如何看待招募流程。研究期间，通过匿名形式将定性研究结果反馈给研究团队，研究者根据反馈对研究对象招募过程进行相应的改进。在正式 RCT 中也可以开展进一步的定性研究。在研究过程中通过估算入组率来评价改进措施是否起到促进入组的作用。尽管这种方法最初用于可行性研究和预实验中（Donovan et al., 2002），但它也可用于入组率不佳的正式 RCT 研究中。该方法被概念化为用于改善 RCT 入组率的复杂干预——QuinteT 招募干预（Donovan et al., 2016）。而在此后的出版物中不再使用"动态"（dynamic）这一术语。将其描述为范式并不完全正确，但在 RCT 研究的周期中采取行动研究的方式，与范式的认知和价值观相似。

框5.2　应用参与式方法基于社区开展RCT的研究实例

　　Balcazar 及其同事（2009）开展了一项关于健康教育干预的实用性 RCT，通过干预社区卫生工作人员以预防心血管疾病。该研究的目标群体是在美国 - 墨西哥边境社区"难以接触"的墨西哥裔美国成年人。研究对象是 328 名年龄在 30 ~ 75 岁，至少有一种心血管疾病危险因素（超重、吸烟、高胆固醇、糖尿病或高血压）的西班牙裔成年人。研究为以社区为基础的参与式研究，包括一个社区代表论坛、三个由社区成员组成的焦点小组讨论群（男性、女性、社区利益相关者）以及研究顾问委员会。RCT 中采用这种方法的主要出发点是通过研究人员和社区成员之间的双向沟通来保证 RCT 在当地真实环境中实施的可行性，以及通过基线数据的结果向社区成员证明干预的必要性。研究人员感受到了社区成员对 RCT 研究的认可，但也意识到在 RCT 研究要求严格遵循设计方案的背景下，基于社区的参与式方法所面临的挑战。

Source：data from Balcazar，H.（2009）.'Use of community-based participatory research to disseminate baseline results from a cardiovascular disease randomized community trial for Mexican Americans living in a U.S.-Mexico border community'. *Education for Health*, Volume 22，Issue 3，p. 279. Copyright © 2009 Elsevier.

5.3.5 现实主义范式

　　RCT 研究者因其只关注"干预措施是否有效"，而不是"如何产生效果、对谁有效以及在何种环境下有效"而受到诸多质疑和批评。

Bonell 等（2012）提出"真实世界 RCT"侧重于改进干预的可推广性，同时保持 RCT 的内部有效性以评价干预的有效性。通过关注干预前后产生变化的机制，进行多项 RCT 研究以检验干预效果如何随研究场景变化而不同，再利用一系列定性和定量方法，建立和验证能够显示干预措施如何与研究场景相互作用从而影响研究结局的理论。真实世界 RCT 更适用于研究公共卫生干预措施，因为这些复杂干预措施的有效性可能在不同背景和场景下会有所不同。RCT 是评估研究中使用的多种方法之一，但不是主要的优先方法，原因在于可以在效果评估中使用其他方法更多地关注研究背景（环境）和理论改进，尤其是定性研究（尽管术语"真实世界 RCT"无法完全体现 RCT 在这种范式中不占据主导地位的情况）。尽管研究者认为，相比于目前大量的后实证主义范式下未协同的 RCT，这将是一种更好地使用资源的方式，但是由于这种方法的成本与一系列协同 RCT 相当，在实施过程中遇到一定挑战。并非所有学者都认同 RCT 可以在现实主义范式内进行，因为其深深根植于后实证主义；与此同时，他们推荐像 Bonell 等（2012）研究团队一样，将这种方法重新称为"有理论依据的 RCT"（theory-informed RCT）（Marchal et al.，2013）。其实世界 RCT 实施的案例详见框 5.3。

5.3.6 辩证多元主义范式

在混合方法评估中，定性研究和 RCT 的研究者可能采用不同的范式。Johnson 和 Schoonenboom（2015）提出了辩证多元主义的范式（meta-paradigm），作为改善 RCT 研究的一种范式。这种范式将现实视为多元的，并建议增强不同团队成员之间的交流从而产生更多知识。自省非常重要，因此研究人员之间以及与更大范围的利益相关者不断地进行讨论，互相尊重彼此的差异，互相学习。

框5.3 学校内减少欺凌的真实世界RCT研究案例

Jamal 等（2015）开展了一项在 40 所学校全校范围内减少欺凌的真实世界 RCT 干预研究。该研究通过干预人员的工作记录，研究者的观察，对教师、学生和干预人员进行访谈，开展关于干预实施和满意度的问卷调查，并基于定性研究进行深入的个案研究以完成过程评价。文章中描述了在收集定量随访数据之前，研究者如何利用整体过程评价的发现来改进和生成先验假设。他们展示了使用过程和结果数据分析来验证这些假设的计划。这些结果将推动理论的改进。作者认为对 RCT 的实施过程进行创新是有必要的，例如在研究方案中允许随着时间的推移对研究计划进行一些调整。

Source：data from Jamal，F.，et al.（2015）. 'The three stages of building and testing midlevel theories in a realist RCT：a theoretical and methodological case-example'. *Trials*，Issue 16，p. 466. Copyright © Jamal et al. 2015.

5.4 要点回顾

虽然结合定性研究和 RCT 的评估通常是在隐性后实证主义范式内进行的，但它们同样也可以在其他范式内进行，这些范式可以提高定性研究在评估研究中的地位，例如参与式方法和基于现实主义的方法。

5.5 思考问题

◆ 你的研究着重点在哪里？

◆ 你认为真理是什么？怎样才能最好地生成新的知识？

◆ 你的团队成员是否共享这些价值观和认知？

◆ 团队中不同的价值观和认知如何影响你的判断？

◆ 什么样的对话可以解决引起问题的分歧，或者最大化这些分歧的价值，从而更多地了解所研究的问题？

延伸阅读

一些研究者已开始试图了解和应用研究范式。David Morgan 提供了关于混合方法研究的范式，并对范式这个词的不同含义进行了清晰而深入的讨论。Mertens 和 Tarsilla（2016）也对混合方法评估的范式进行了思考（尽管没有专门针对 RCT 的范式）。

Morgan, D.L. (2007). Paradigms lost and pragmatism regained methodological implications of combining qualitative and quantitative methods. *Journal of Mixed Methods Research*, **1**(1), pp. 48–76. doi: 10.1177/2345678906292462.

Mertens, D.M., Tarsilla, M. (2015). Mixed-methods evaluation. In: Hesse-Biber, S.N., Johnson, R.B. (eds) *The Oxford Handbook of Multimethod and Mixed Methods Research Inquiry*. Oxford Library of Psychology. Oxford: Oxford University Press. pp. 426–446.

6

干预性研究相关理论

概览

阅读本章以了解：

◆ 理论在产生有效性证据中的作用

◆ 定性研究与理论的关系

◆ 健康领域研究中混合方法评估相关的理论或框架示例

◆ 在现有背景下使用理论的挑战

6.1 引言

研究者对评估现有干预措施如何产生效果（作用机制）以及如何在复杂环境中最好地实施干预有自己的理论。建议通过利用组织学、心理学、改进科学或社会学中的现有理论，或者通过干预措施与长期结局之间因果关系的特定解读理论，使现有的评估理论内容更加明确。这些理论可以从研究问题的提出、抽样、数据收集和分析、结果解释和报告等方面指导在 RCT 中开展定性研究。本章将介绍一些相关的理论，并举例说明研究者是如何将这些理论与定性研究和 RCT 研究结合使用的。

6.2 理论在有效性证据的生成中所起的作用

Davidoff 等（2015）在他们的文章中阐述了两种与产生有效性证据相关的理论：

1. 中层理论（mid-range theory）或大理论（big theory）或形式理论（formal theory），为制定和理解复杂干预措施提供框架，例如创新扩散与规范化过程理论（Diffusion of Innovations and Normalization Process Theory）。

2. 实质理论（programme theory）或小理论（small theory）或非形式理论（informal theory），这些理论专门针对干预，通常以逻辑模型的形式描述与健康问题不同方面有关的干预措施的各个部分，以及它们如何导致不同的中间结局和主要结局。

上述两种理论可以结合在一起使用，并且多数中层理论可单独使用或与其他理论结合使用。

上述理论可以帮助您：

◆ 确定干预研究可解决的问题；

◆ 设计合适的干预措施；

◆ 设计用于研究过程和结果评价的方法；

◆ 优化 RCT 研究的流程，例如患者招募过程的优化；

◆ 明确干预措施如何起作用，即作用机制；

◆ 明确干预措施发挥效果的研究环境和背景；

◆ 理解 RCT 的研究结果；

◆ 关注干预措施在日常实践中的可行性，并在干预措施通过 RCT 研究被证实有效后，优化 RCT 研究结果在真实世界实践应用的可能性；

◆ 在研究实施环境外重现有效干预措施。

6.3 定性研究和理论的关系

定性研究可用于制定和完善支持干预及其实施的理论（May et al., 2011）。反过来，理论可以指导如何在 RCT 研究中开展定性研究。

◆ 在一项评价研究的设计阶段，定性研究可用于在专门针对干预措施的中层理论的指导下进行研究设计，或者了解如何在特定背景下实施基于理论的干预设计（参见框 6.1）。

◆ 在评估的可行性研究阶段，定性研究可以确定干预措施的组成

框6.1　举例：整群RCT研究开展前在组织理论指导下进行定性研究

　　Bosch 等（2016）在制定干预措施之前，对澳大利亚的急诊科工作人员进行了定性访谈研究，以在轻度头部损伤管理方面加强循证临床实践。他们将急诊科作为整群，开展整群 RCT 研究来评估干预措施的效果。他们使用定性研究来制定干预措施，在 13 个急诊部门采访了 9 名科室主任、20 名医生和 13 名护士。在定性研究和整个研究计划中借鉴了一系列组织理论和相关的概念模型。由于急诊科是一个复杂而独特的组织，所以他们重点采用了组织理论。同时，他们认为组织层面和个人层面的因素都会影响轻度头部损伤的治疗，因此在使用组织理论的同时也补充应用了心理学理论。研究团队中的多学科成员基于对自身与急诊科相关性的认识，选择组织理论。研究人员在相关理论指导下指定了访谈提纲，并在发表的文章中以创新扩散理论概念模型作为框架撰写了分析和组织结果部分。研究者采用定性研究了解组织层面的因素在特定情况下的重要性，并基于此探索新的干预措施。研究人员计划在整群 RCT 研究的混合方法过程评价中进一步使用这些理论，以了解干预中不同组成部分的有效程度和原因。他们认为，定性研究报告了干预措施的实施背景，这将有助于解释未来他们所开展的RCT 研究的结果。

Source：data from Bosch，M.，et al.（2016）The many organisational factors relevant to planning change in emergency care departments：A qualitative study to inform a cluster randomised controlled trial aiming to improve the management of patients with mild traumatic brain injuries. *PLoS ONE* February 4，2016，doi：/10.1371/0148091. © 2016 Bosch et al.

　　部分、作用机制、实施和接受情况，以及之前未考虑到的因果关系。这将有助于开发用于呈现支撑干预措施的实质理论的逻辑模型（O′Cathain et al.，2013）。

◆ 在正式开展的 RCT 研究中，定性研究可单独使用或在过程评价中详细探讨干预措施如何在实践中产生作用，干预的实施与方案的吻合程度，以及研究背景如何影响因果关系（Moore et al.，2015）。参见框 6.2 和框 6.3 中的例子。

框6.2　举例：在RCT的过程评价中使用行为理论

Curran 等（2013）应用理论域框架（Theoretical Domains Framework，TDF）设计了一个回顾性的"基于理论的过程评价"。这是一个在 RCT 研究完成后开展定性研究的例子（见第 2 章 2.3.4 节）。该团队开展了一项 RCT 研究，将"The Canadian CT Head Rule"作为干预措施，以帮助急诊科的临床医生就轻度头部损伤的成人患者是否使用计算机断层扫描进行决策。这项 RCT 研究得到了干预无效的结果，这非常令人惊讶，因为已有研究证明可以通过相同类型的干预措施减少另一种诊断试验方法在同一急诊科的使用。该团队采用 TDF 来了解急诊科医生对干预措施的看法。他们在开展 RCT 研究的 6 个干预点选取了 4 个，与其中的 8 位医生进行了电话访谈。电话访谈中使用了基于 TDF 制定的 12 个维度的半结构式访谈提纲，其中 11 个维度有助于了解妨碍干预实施的因素。在分析访谈资料时，TDF 也被用作编码框架，将转录后的文本内容编码到每个维度。分析发现，TDF 的某些维度与干预失败高度相关。

Source：data from Curran，J.A.，et al.'Understanding the Canadian adult CT head rule trial：use of the theoretical domains frameworks for process evaluation'. *Implementation Science*，Issue 8，p. 25. Copyright © 2013 Curran et al.；licensee BioMed Central Ltd.

一个或一组理论的组成元素可以帮助定性研究：

◆ 确定具体的研究问题；

◆ 指导抽样策略；

◆ 明确回答研究问题所需数据的收集工具，例如访谈提纲和观察表；

◆ 提供定性数据的分析框架；

◆ 提供定性研究结果报告的框架。

框 6.1 至框 6.4 中的例子展示了理论对 RCT 研究中进行的定性研究所起的上述几方面作用。

6.4 理论示例

干预措施可能针对卫生专业人员、患者或一般人群的个人行为，

框6.3　在一项关于协同护理的RCT研究中使用规范化过程理论与嵌套式定性研究

Coupe 等（2014）在一项对英国初级卫生保健中的抑郁症患者进行协同护理（collaborative care）的 RCT 研究中开展了过程评价。他们使用规范化过程理论重新分析数据，以确定研究成功的促进和阻碍因素。他们访谈了 3 个干预点中的 11 名病例管理人员和高级督导人员，并通过目的抽样选择了 15 名参与了研究的全科医生。他们对研究资料进行了主题分析（thematic analysis），然后在规范化过程理论的指导下，从 4 个维度做了进一步的分析。他们发现全科医生对干预措施的理解很有限，而且他们与病例管理人员之间几乎没有沟通。这就需要通过组织框架的改变来加强人员之间的合作交流。研究人员通过该案例展示了采用这种方法进行分析的价值。

Source：data from Coupe，N.，et al.（2014）'Facilitating professional liaison in collaborative care for depression in UK primary care：a qualitative study utilising normalisation process theory'. *BMC Family Practice*，Issue 15，p. 78. doi：10.1186/1471-2296-15-78. Copyright © Coupe et al.；licensee BioMed Central Ltd. 2014.

或是组织行为。每种情景都有许多中层理论可供选择。研究人员对这些相关理论进行了综述，并结合多种理论的不同维度开发了新的框架。本节将探讨用于定性研究和 RCT 研究的理论和框架实例。

6.4.1 行为转变理论——理论域框架

理论域框架是与循证实践实施相关的行为转变关键理论架构间的共识（Cane et al.，2012）。该理论框架引入了来自 33 个行为转变理论（behaviour change theory）的理论元素，形成了 12 个理论维度，即：①知识，②技能，③社会/职业角色与认同，④能力信念，⑤结果信念，⑥动机和目标，⑦记忆、注意力与决定过程，⑧环境与资源，⑨社会影响，⑩情绪调节，⑪行为调节，⑫行为特征。理论域框架已被用于制定 RCT 研究中的干预措施，并了解其在 RCT 研究中的实施情况。框 6.2 中描述了应用定性研究方法开展回顾性过程评价的一个例子。

6.4.2 组织理论框架——创新推广理论

Greenhalgh 等（2004）考虑了如何提供并维持卫生服务的创新，这类似于 RCT 研究中所评价的复杂干预。他们对各个学科的文献进行了系统综述，包括社会学、心理学、组织学和管理学。他们在综述中明确了干预措施在组织中实施和传播的主要决定因素。其中决定因素很多，涉及多个层面，包括创新性、干预对象、实施人员与体系以及外部支持环境。创新可从使用者的价值观和行为规范以及干预效果的不确定性风险方面考虑。其文章中的图 3 展示了一个复杂的框架。框 6.1 列举了在正式开展 RCT 研究之前使用该框架进行定性研究的一个例子。另外还有一项在全科医学实践中开展的实用型整群 RCT 研究，应用该框架考量诊断试验的招募影响因素（McMullen et al.，2015）。在最后一篇论文中，研究者应用了创新推广理论模型回顾性地分析定性资料，而非在定性资料收集过程中使用该理论模型。

6.4.3 规范化过程理论

规范化过程理论关注的是有助于或有碍于复杂干预、健康技术或组织创新在实践中常规化的影响因素（May et al.，2011）。它可用于 RCT 研究中干预措施和实施流程的制定和优化（Murray et al.，2010）。在制定干预措施时，其重点放在干预措施的实施上，有助于防止制定了在真实世界中无法实施的干预措施。规范化过程理论有 4个主要组成部分：

- ◆ **一致性**（或有价值），包括干预是否对相关参与人员有意义并且被认为是有价值的，以及它是否符合组织的目标和活动；
- ◆ **参与意向**（或参与），考虑参与者是否准备接受新的干预措施；
- ◆ **集体行动**（促进干预实施），询问干预对当前工作会产生什么影响，以及它是否与现有做法一致；
- ◆ **反思性跟踪调查**（对干预的收益和成本进行正式和非正式的评估），在干预一段时间后询问参与者对干预的看法。

对规范化过程理论的一项系统综述共包含了 29 个研究，这些研究将该理论作为评估的一部分（McEvoy et al., 2014）。在定性研究中，它主要用于研究在卫生保健领域引入了一种新工作方式的复杂干预措施的实施情况。它已被用于指导 RCT 研究或干预设计，为现场工作生成研究问题，为调查实施创建工具，并作为定性资料分析和结果报告的组织框架。它具有广泛的吸引力，已被不同国家、不同学科和不同类型干预措施的研究人员使用。McEvoy 等（2014）开发了一个有用的示例资源。框 6.3 中进一步描述了一个案例。

6.4.4 RE-AIM 框架

Glasgow 等在美国的健康促进干预措施中引入了"覆盖 - 有效性 - 采用 - 实施 - 持续"（Reach，Effectiveness，Adoption，Implementation，and Maintenance，RE-AIM）框架这一概念（Glasgow et al., 1999）。该框架的 5 个维度被认为是以人群为基础考虑干预措施影响的关键点，而不是狭隘地仅关注有效性。这 5 个维度具体如下：目标群体使用干预措施的百分比，效果的大小，在真实世界中采用这一干预的比例，按计划实施的程度，干预措施在个人和组织中的持续执行程度和效果。框 6.4 列举了一个计划使用此框架进行混合方法过程评价的例子。

6.4.5 实质理论

并非所有干预措施都是基于形式理论制定的。在没有理论支持的情况下，建议研究人员能够阐明干预各个组成部分会产生何种效果的假设。Moore 等（2015）建议构建一个逻辑模型，该模型能够说明干预的各个组成部分与中间结局及终点健康结局之间的关系（Kellogg Foundation，2004）。另外还有一个通过构建逻辑模型去解释干预措施如何产生伤害或者收益的案例（Bonell et al., 2014）。在干预措施制定过程中可以使用定性研究，了解利益相关者对干预措施怎样才能产生效果的看法，这有助于后期构建逻辑模型。定性研究也可用于过程评价，以明确促进或阻碍因素、预先假设的因果链条、逻辑模型需要补充的其他方面，以及逻辑模型假说所面临的挑战。

框6.4　举例：应用RE-AIM框架开展RCT研究的过程评价

　　Liu 等（2016）计划在印度开展一项卒中患者家庭康复（family-led rehabilitation）的 RCT 研究。他们计划对此 RCT 进行过程评价。他们关注将 RCT 研究中证实有效的证据转化到真实世界环境中应用，尤其关注对干预的可推广性和可持续性的评估。他们在研究中使用了两个理论框架，其中一个就是 RE-AIM 框架，因为它强调干预措施在真实环境中的实施，因此使用该框架来明确应用混合方法进行过程评价的关键问题。研究计划中也包含对患者、照护人员和工作人员进行半结构式访谈，以了解他们对干预措施作用机制的认识、对干预措施如何实施的看法以及 RCT 研究结束后对干预措施的期望。该框架还将指导过程评价的分析，从框架所涉及的不同维度对定性和定量资料进行分析。

Source：data from Liu，H.，et al. 'Protocol for process evaluation of a randomised controlled trial of family-led rehabilitation post stroke（ATTEND）in India'. *BMJ Open*，Volume 6, Issue 9. Copyright © the BMJ Publishing Group Limited.

6.5 理论应用的挑战

6.5.1 选择"正确"的理论

　　将一系列相关的理论框架进行整合是对现有文献的有益补充，研究人员不需要尝试从 40 种心理学或组织学理论中选择其中一种来应用。框架或理论的选择取决于干预的总体目标。例如，如果研究人员更关注在真实世界中的干预效用，那么可以考虑使用规范化过程理论框架。这些框架和理论之间并不是互斥的，其中一些理论可以在同一项研究中结合使用。Bosch 等（2016）用于识别"正确"理论的方法很有意思（见框 6.1）。他们使用了组织学和心理学的理论知识，认为规范化过程理论以及与团队合作有关的理论都是相关的。因此，他们借鉴了一系列组织层面的理论，以及一个整合了多个理论而非单一理论的框架。Bosch 等（2016）通过充分说明其选择理论的过程和应用范围的合理性，展示了良好的实践。这种实践应更多地被采纳（McEvoy et al.，2014）。推荐研究人员对理论的选择和框架的构建过程及理由都透彻说明。

6.5.2 开放资料的收集

定性研究的优势在于它的问题是开放的，从受访者的角度来收集信息，允许受访者讨论他们认为重要的问题。使用既有的框架作为数据收集的唯一参考，再根据既定框架的每个构成维度对访谈资料进行内容分析可能会限制思维。建议从更开放的角度开展定性研究中的访谈或观察，然后根据收集的数据进行理论构建，从而对框架中捕获的关键问题保持开放的理解。

6.5.3 理论和定性研究之间的拟合度

选定的理论很难与定性资料完美契合，研究人员需要采取灵活的分析和报告方法（McEvoy et al.，2014）。理论的不同维度可能对研究具有不同的适用性（McMullen et al.，2015；McEvoy et al.，2014）。例如，我们发现规范化过程理论的其中两个维度［一致性和参与意向（Coherence and Cognitive Participation）］与研究的计划阶段更相关，另外两个维度［集体行动和反思性跟踪调查（Collective Action and Reflexive Monitoring）］与干预实施的经验相关（McEvoy et al.，2014）。可能还需要在定性研究中识别出全范围的主题来扩展现有理论（McMullen et al.，2015；McEvoy et al.，2014）。理论只有在能够很好地适应研究资料并帮助研究人员更深刻地理解干预措施及其实施时才有用。如果研究人员总觉得在数据收集时漏了什么重要问题，或者在定性资料分析过程中总试图使数据资料更符合理论，那么他们就需要重新审视正在使用的框架或理论的适用性。

6.5.4 理解理论构架

很好地理解理论构架可能并不简单（McEvoy et al.，2014），并且应用某一理论时需要团队共同讨论理论架构的含义，分析资料时最好由不同团队成员进行双重编码，以便分析人员对某一理论在定性研究中的应用更有信心。

6.6 要点回顾

- 有两种类型的理论：中层理论和实质理论。
- 成熟理论和理论框架可以帮助研究人员在准备 RCT 研究或 RCT 研究期间更多地了解干预措施及其实施（例如理论域框架、创新扩散理论、规范化过程理论）。
- 理论可以帮助研究者全面考虑定性研究的研究问题、资料收集、分析、解释和报告。
- 在没有中层理论指导的情况下，可以使用特定的针对干预的实质理论。即使使用中层理论，研究团队也需要构建一个逻辑模型来展示干预的不同组成部分对干预过程指标和结局的影响。
- 建议灵活应用理论。

6.7 思考问题

- 你的干预措施是否旨在改变个人、组织或两者的行为？
- 在设计和评估干预措施时，考虑真实世界中的实践有多重要？
- 哪些中层理论可能与你的干预有关？
- 你的理论如何转化为逻辑模型？
- 这一理论将如何影响你所开展的定性研究的资料收集、分析和解释？
- 你所开展的定性研究对于相应的干预理论产生了哪些认知？

延伸阅读

虽然 Davidoff 等（2015）讨论过改进科学背景下的相关理论，但它与 RCT 研究中进行定性研究高度相关：

Davidoff, F., Dixon-Woods, M., Leviton, L., Michie, S. (2015). Demystifying theory and its use in improvement. *BMJ Quality and Safety*, **24**(3), pp. 228–238. doi: 10.1136/bmjqs-2014-003627.

第二部分

定性研究在随机对照试验中的应用指南

7

撰写研究方案

概览

阅读本章内容以了解在 RCT 研究中开展定性研究的方案撰写方法：

◆ 研究方案类型

◆ 研究方案撰写指南

◆ 研究方案写作细节

◆ 面临的挑战及其可能的应对方法

当研究人员计划在预实验或 RCT 研究中开展定性研究时，为了获得基金资助、伦理批准或作为博士研究的一部分，往往需要撰写研究方案。这些研究方案可以在期刊上发表。Drabble 等（2014）发布了关于 RCT 研究中定性方案的撰写指南，在相关领域（如混合方法研究）也有一些论文写作指南发表。本章将介绍这些指南文件，为撰写 RCT 研究中定性研究方案提供全面而详细的指导。同时，本章也会介绍撰写这类研究方案面临的挑战，对这些问题展开讨论并提出可能的解决方法。

7.1 研究方案类型

撰写研究方案可能有很多目的，本章介绍的指南与所有这些日的均有关。本章的重点是如何撰写研究方案，而不是填写提交研究方案时的那些固定表格。

申请基金的研究方案。研究人员需要撰写研究方案以获得基金资助。每个基金资助机构都有自己的申请表需要填写并附上研究计划。这些申请表和研究方案会被基金资助机构评阅，并在资助会议之前开展外部专家评审。

申请伦理审查的研究方案。在开展任何涉及人体的研究之前，研究者需要获得伦理委员会的批准。研究机构和卫生组织有自己的伦理委员会或小组以及伦理审查申请表。在递交申请表的同时还需要附上一份研究方案。

申请博士学位的研究方案。研究生经常需要为他们的博士研究课题撰写详细的研究方案，这些方案会被学校内部的学术委员会评审。有时研究生会选择定性研究作为他们的研究课题，同时开展一些 RCT 研究；有时研究生会开展 RCT 研究的可行性研究，同时结合定性研究和预实验。本章中介绍的指南与上述两种情况都相关。

发表的研究方案。发表 RCT 研究方案是一个标准做法，以便审稿人可以比较研究的计划情况和完成情况。不管是作为 RCT 研究方案的一部分（例如 Smith et al.，2014；Thomas et al.，2014），还是作为一个单独的方案（例如 Ellard et al.，2011；Grant et al.，2012），发表与 RCT 研究一起开展的定性研究的方案都变得越来越普遍。这些发表的研究方案是基于原始的研究方案，但是随着研究的进一步开展，发表的方案往往会提供更多的细节。

7.2 与研究方案撰写相关的指南

目前已有一系列已发布的指南与撰写 RCT 研究相关的定性研究方案有关：

RCT 研究中定性研究方案撰写指南。Drabble 等（2014）侧重于探索混合研究方法中定性研究部分的撰写过程，他们对 32 个获得基金资助的研究方案进行了分析，阐述了撰写好的部分和关键信息的缺失。同时，他们提供了一些推荐的简单条目用于研究方案的撰写。

RCT 研究可行性探索阶段开展定性研究指南。O′Cathain 等（2015）提供了 RCT 可行性研究阶段开展定性研究的指南。这一指南考虑了定性研究的计划、执行和报告，但指南中的建议大都跟方案的撰写有关。详见第 4 章表 4.1。

设计过程评价。Moore 等（2015）针对涵盖定量和定性方法的过程评价提供了指导。这个指南包括了整个研究的设计、执行和报告全过程，但其中大部分与撰写研究方案相关。

撰写健康领域的混合方法研究方案。Curry 和 Nunez-Smith（2015）在其关于混合研究方法的书中专门用一个章节的内容介绍如何选择资助者、与资助者沟通、为混合研究方法制定切实的时间表，以及撰写研究方案。他们向美国国家卫生研究院提供了 3 个真实世界基金资助——大型、小型和职业发展资助——的详细信息。它还包括基金申请成功者面对资助委员会成员的面试技巧。

美国国家卫生研究院混合方法研究申请表。Creswell 等（2011）为美国国家卫生研究院编写了各种混合方法研究的最佳实践文档（详见 https://obssr.od.nih.gov/training/mixed-methods-research/）。该指南遵循申请的各个要求，提供申请每个部分的详细信息以及研究人员可以使用的参考资料。

撰写混合方法研究方案。Creswell（2002）在书中总结了混合方法研究方案所必需的关键内容。Creswell 和 Plano Clark 的书（2007）基本上是设计混合方法研究的指导。

撰写定性研究方案。许多大学会在其网站上提供一些指南，方便那些计划撰写定性研究方案的学生设计毕业课题时使用。一些研究人员已经反思了定性研究方案的撰写。例如，Connelly 和 Yoder（2000）指出了定性研究方案中的一些常见缺陷，如缺乏使用定性研究的理由或对方法的解释不充分。Sandelowski 和 Barroso（2003）指出撰写研究方案本身就是科学领域里的一门艺术。

撰写研究方案。很多书籍详细介绍了如何撰写研究报告（例如 Punch，2016）。

7.3 研究方案内容指南

表 7.1 列出了编写混合方法研究中定性研究部分研究方案的指南。该指南是在 Drabble 等（2014）工作的基础上，对 7.2 节中提到

的那些指南进行了扩充所提出的。Drabble 等提出的指南优势在于它很短，可以在篇幅有限时使用，例如在撰写申请基金的研究方案时。表 7.1 中的扩展指南其优势在于，当研究人员需要详细规划他们的研究时可以使用它。

表7.1　研究人员在RCT中开展定性研究的方案撰写指南

研究方案的一致性	在整个研究方案中都要注重定性研究，评审方案者能够从方案中看出定性研究是整个研究的组成部分
文献回顾	包括与患者分组、干预类型设计或开展 RCT 研究背景有关的定性研究。展示整个研究计划将如何关注这一问题，以及定性研究将如何建立在现有证据的基础上
定性研究的理论基础	描述纳入定性研究的理由，说明定性研究如何增加 RCT 研究的证据价值。参阅第 1 章，从中选择采用定性研究不同的基本理论
目的	描述定性研究的目的，这些目的应该基于文献结论的不确定性、主要的利益相关者和研究团队。将这些目的与 RCT 研究相结合，例如去分析患者对干预的观点而不是去分析患者的经历。定性研究对 RCT 研究的贡献详见第 3 章，研究目的详见第 8 章案例
框架	将混合研究干预评估的框架归类到第 2 章提出的框架中。对于框架的选择，没有标准答案，研究机构可能有自己的倾向
设计	定性研究可以在 RCT 研究之前、期间或之后进行，请描述其与 RCT 研究的关系。它可以单独进行，也可以作为混合方法研究的一部分。没有必要一味追求"出名的"研究设计，参考已发表的相关设计，选择适合的即可（见第 2 章）
范式	在基金申请标书中描述范式并不常见（见第 5 章）。有时会希望某些学科的博士研究生能在其研究中描述所采用的范式并证明其合理性。学生需要从导师那里寻求关于范式讨论的相关信息
理论	是否存在与干预或其实施相关的理论？如果有的话，描述这种关联以及它将如何影响定性研究（见第 6 章）
方法论和方法	定性研究可以以人群或个案研究的形式进行。如果是这样，请说明理由并引用该方法。在基金或伦理申请的研究方案中往往不需要描述共性的方法，但是对于博士研究课题而言则需要描述（例如访谈、焦点小组讨论等）。为所选择的方法进行说明是有必要的，例如电话访谈、焦点小组讨论、二元访谈等（参见第 9 章）

续表

资料收集	明确说明资料收集的方法，包括资料收集的时间和地点，以及资料收集人员的技巧和资历。描述患者、干预和研究背景中特有的问题，例如在一个减肥的 RCT 研究中，研究人员具备有与有学习障碍研究对象沟通的能力。参见第 9 章
样本量	描述采样框、采样方法以及样本量的上下限范围。如果样本人群是 RCT 研究的参与者，那么需要说明是干预组还是对照组，或是两者均有。样本来源的多样性非常重要，尤其是在可行性研究中。参见第 9 章
研究对象招募	机构伦理委员会需要知道关于谁去接触研究对象以及如何获得知情同意的详细信息。
分析	描述和引用所采用的分析方法。也可以阐明采用这种方法的理由。明确分析工作的时间安排，例如在 RCT 研究结果发表之前进行分析。参见第 10 章
与 RCT 的整合	描述定性资料或结果与定量数据或者 RCT 研究结果整合的方法。参见第 12 章。
挑战	描述开展定性研究在研究对象、干预措施或干预背景方面面临的具体挑战，以及相应的解决方案。例如，讨论如何在不同国家和多语言环境中进行访谈
严格性	开展高质量的定性研究是有标准的。它们依赖于范式，所以一些标准只与评价相关。在 RCT 研究中开展定性研究可能存在一些特定的问题，比如对定性研究的关注可能会妨碍 RCT 的进行。如果存在这样的风险，需要采取必要的措施来降低风险。参见第 13 章
伦理问题	除了定性研究之外，可能还有其他问题需要关注。例如，如果将定性研究结果反馈给临床研究团队，是否存在伦理上的保密问题？这是否有可能给同时完成定性研究和 RCT 数据采集的研究者带来负担？
患者及公众参与	区别定性研究与患者及公众参与（Patient and Public Involvement）之间的不同。明确患者及公众参与在定性研究、RCT 研究和整体评估研究中的作用（参见第 15 章）
花费	描述定性研究的花费，并重点说明所需的专用设备、软件、人员和文字转录情况。可能还需要补偿被访者的交通费用、花费时间或访问期间的其他费用

续表

负责人	确定哪位研究者将全面负责定性研究，并描述他在研究设计、资料收集、分析和报告撰写中所扮演的角色
团队	描述负责资料收集、分析和报告撰写的定性研究人员的专业背景。这种专业知识通常与定性研究有关，也与 RCT 研究的患者群体、干预措施或研究背景有关。关注定性研究团队成员将如何与整个研究团队协作（参见第 14 章）
与利益相关者的关系	考虑建立干预措施制定者和实施者之间联络的益处与风险。可以在研究方案中记录该方法（参见第 15 章）
RCT 的基本框架	定性研究可能与传统 RCT 基本框架相关联，例如使用标准操作流程，并需向研究指导小组提交正式报告（见第 15 章）
时间表	在定性研究中，收集和分析资料是很费时的。规划好时间，以便评审专家判断是否有足够的时间来开展研究
研究环境	描述参与评价的机构学术环境如何有利于混合方法研究的开展，例如临床试验研究部门有从事定性研究的经验（参见第 15 章）

经作者授权转载。

7.4 面临的挑战和可能的解决方案

7.4.1 申请表上没有足够的空间

许多学者发现，混合方法研究的研究方案中，对定性研究部分的描述往往没有那么详细（O′Cathain et al.，2008；Creswell et al.，2011；Curry and Nunez-Smith，2015）。例如，O′Cathain 等（2008）评估了英国一家重要资助机构的 45 个研究方案，其中包括一些结合了 RCT 研究和定性研究的项目，发现 42% 的定性研究部分缺乏足够的细节描述，而定量研究部分缺乏细节描述的仅占 18%。最近一项针对 32 个注册在临床试验数据库上的定性研究和 RCT 研究方案的分析发现，1/4 的研究方案仅用一段话或更少的文字来描述定性研究部分（Drabble et al.，2014）。大量的研究方案中缺少关键信息描述，尤其是关于样本量、分析类型和非人力成本的描述。甚至仅用一句话来描述定性研究，而且在提案的不同地方重复出现。随着研究人员和资助方越来越意识到定性研究的重要性，近年来这一问题可能已大为改观。然而，由于主要研究者对定性研究的重视程度不同，这个问题可能在今天仍然存在；在一个有字数限制的研究方案中，篇幅是非常宝贵的，研究者往往倾向于将大部分篇幅留给最有价值的 RCT 研究部分。研究方案的具体内容往往由研究团队成员的认识决定，他们往往对 RCT 研究比较熟悉，但却不清楚定性研究的相关细节。曾开展定性研究和 RCT 结合研究的学者建议，资助机构通过修改标书的申请格式可解决这一问题，即标书中为定性研究提供明确的空间（O'Cathain et al.，2014b）。此外，当方案评审人员和小组对未详细描述的细节做出要求时，主要研究者就会为定性研究分配足够的篇幅，或者定性研究人员就可以争取足够的篇幅来描述他们提出的研究工作。

同样需要考虑对于不同类型的研究方案哪些问题是必不可少的。例如，研究对象招募细节对于伦理或博士研究课题方案至关重要，但在申请基金时可以根据具体情况而定，例如某类特定的研究对象入组很困难。

7.4.2 资助机构和评审人缺乏专业知识

过去，RCT 研究中的定性研究往往被忽视或误解，因为资助机构和伦理委员会的成员基本上都是开展定量研究的人员，对定性研究的价值并不了解。而现在，在资助机构和伦理委员会中，定性或混合研究方法的研究者和患者及公众参与（Patient and Public Involvement）的代表更为常见，因此需要有适当的专业知识来判断定性研究的优劣（O'Cathain et al.，2014b）。此外，在基金申请研究方案中有定性研究部分的情况下，资助机构需要寻求具有定性研究专业知识的评审员的意见。如今，定量研究人员越来越意识到干预措施的复杂性，因此也很支持在 RCT 研究中开展定性研究。重要的是，主要研究人员要确保将足够的篇幅分配给定性研究，并且给出详细的细节信息以便评审员能够对研究方案的实用性和质量做出判断。

7.4.3 没有充足的资金

开展定性研究需要科研经费支持，特别是以高标准进行的定性研究，需要更多的研究经费。O' Cathain 等的研究结果指出：需要有高级别的定性研究人员并花费足够多的时间以确保开展高质量的定性研究，而不是由普通的研究管理人员在 RCT 研究开展的同时去开展定性研究；分配足够多的时间给定性研究才能使其得到认真对待并最大限度地发挥潜力（O' Cathain et al.，2014a）。研究人员可能会担心资助机构不愿意花费大量资金进行定性研究，并可能削减资金（O' Cathain et al.，2014a）。注重物有所值很重要（见第 1 章），研究者需要通过清楚地表达定性研究的重要性及其可能做出的巨大贡献来说服资助方提供足够的研究经费。研究人员也可以自行将研究花费和研究的可能产出列在一起，并评估开展此项定性研究是否物有所值。通过类似的评估，他们可以降低研究成本或为资助方提供明确的研究案例，以便评审专家也得出相同的结论。

7.5 要点回顾

◆ 表 7.1 给出了编写研究方案的详细指南。
◆ 该指南适用于不同类型的研究方案，包括申请基金、伦理申请、学位论文研究和发表研究方案。
◆ 虽然研究人员面临一些结构性的挑战，但是在 RCT 研究中开展定性研究的大环境正变得越来越有利。
◆ 研究人员可以自己采取行动来应对所面临的挑战。

7.6 思考问题

◆ 在研究方案中你分配了多少篇幅来描述定性研究？
◆ 如果你不是研究负责人，你需要如何撰写研究方案中所负责的部分，以便使研究方案保持一致？

◆ 如果标书篇幅有限，如何让评审人员和资助方相信将要开展的定性研究非常有价值，值得资助，并且你也很清楚如何开展研究？

延伸阅读

Drabble, S.J., O'Cathain, A., Thomas, K.J., Rudolph, A., Hewison, J., 2014. Describing qualitative research undertaken with randomised controlled trials in grant proposals: a documentary analysis. *BMC Medical Research Methodology*. Volume 14, P. 24.

8

选择研究问题

概览

阅读本章以了解：

◆ 影响研究问题选择的因素

◆ 研究方案中的研究问题类型

◆ 选择研究问题所面临的挑战及其应对方法

定性研究可以为有效性证据的产生做出重要的贡献（详见第3章）。研究人员也不一定仅解决这些问题。研究人员可以从更广泛的研究问题着手，然后在定性分析的过程中形成特定的研究问题。这些问题应该是重要的且足以成为期刊论文的焦点。本章的重点在于研究方案中提出的一个或一组研究问题。本章所涉及的话题包括影响研究问题选择的因素，研究方案中的研究问题示例，以及选择研究问题时面临的挑战。

8.1 影响研究问题选择的因素

各种因素都会影响定性研究中研究问题的选择。

8.1.1 不确定性

不确定性是选择研究问题的主要动力。对于正式随机对照试验，干预措施是否有效的不确定性始终存在。这种不确定性可在RCT中开展定性研究的设计阶段得以阐述。对于复杂的干预措施，定性研究可以评估干预措施三个方面（Moore et al., 2015）：干预的作用机制、干预的实施方式、干预和RCT的实施环境。在RCT的可行性研究中，可能存在以下不确定性：医疗卫生工作者将如何实际实施干预

（可行性），或者患者将如何参与干预过程（可接受性），或者是否可以为正式 RCT 招募到足够数量的患者。

8.1.2 关注的问题

除了不确定性之外，研究团队或外部利益相关者（如供资机构）会特别关注甚或质疑所研究的干预措施、所测量的结果，以及为正式 RCT 招募患者的能力。虽然研究团队和资助方往往会关注 RCT 中研究对象的招募，但下述问题在 RCT 研究中也尤为重要：

- 干预措施（可能会被目标患者群体消极看待）；
- 目标患者群体（可能会是流动人口）；
- 招募者（该过程可能复杂而漫长，招募者工作量大）；
- RCT 实施环境（招募过程可能在偏远的农村地区）。
- 可以在正式 RCT 之前先开展可行性研究，以明确这些问题可以解决，或表明这些问题在实际中不会发生。

8.1.3 研究证据

既往的研究证据有助于识别研究问题。例如，就某一患者群体检索以前的 RCT，可能发现这些 RCT 一直都未能实现招募目标。反之，如果研究团队已经明确了所关注问题的解决方案，文献综述还可以减少研究的不确定性。此外，检索以前的相关定性研究可以指导研究团队进一步明确研究问题。例如，先前的定性研究已经明确研究对象的招募问题在于招募者而不是研究对象，那么研究问题就可以集中在招募者如何开展招募上。

8.1.4 创新程度

一些研究的创新性在于其评价的干预不同于常规治疗或既往已研究过的一些干预措施，或者干预的方式不同。此时，既往研究的参考价值不大，反而会增加研究的不确定性。即便在类似情况下对相同的干预措施进行评价，这种特定的复杂干预措施是否能够按计划执行依然存在不确定性。也就是说，即使存在大量先前的相关研究证据，开展定性研究也是非常有必要的。

8.1.5 范式和理论

范式可能会影响所提出的问题。例如，一种实施科学范式可能会关注在真实世界中如何更好地实施干预措施。这种干预措施及其实施可能基于某种理论或理论框架，或者受其影响。这些理论的方方面面会对研究数据的采集、研究主题导向以及研究问题的提出产生影响。详见第 5 章和第 6 章。

8.1.6 RCT 的类型

进行整群随机对照试验的研究者可能期望不同群体之间的效应大小有所不同，从而产生一个研究问题，即不同群体之间结果不同的原因。而在 N of 1 随机对照试验的定性研究中，则可能会关注不同个体之间结局不同的原因。详见第 4 章。

8.1.7 RCT 中开展定性研究的基本理由

第 1 章说明了在随机对照试验中开展定性研究的基本理由。这些理由主要基于研究范式或研究团队所认为的不确定性，而这些理由反过来又会影响研究问题（见框 8.1）。Drabble 等（2014）对 32 个成功获得资助的研究方案进行分析后发现，在提到开展定性研究的理由时，往往涉及真实世界中干预措施的优化、改进 RCT 的开展、解释RCT 的结果或产生干预理论。

8.2 研究问题的类型

Bryman 在他的书中指出研究问题不应过于宽泛，该书旨在帮助本科生开展研究工作（Bryman，2012）。Drabble 等（2014）发现 32个获得资助的结合定性研究的 RCT 研究方案中其研究目标范围很广，例如"探讨患者对干预的看法和体验"，也有更为具体的目标如"深入了解干预措施未能坚持的原因"。研究问题宽泛的优势在于保持了

框8.1　举例：在RCT中开展定性研究的基本理由对形成研究问题的影响

　　Wiart 及其同事（2016）开展了"改善脑瘫患儿步态"的混合方法 RCT 研究（参见第 2 章框 2.1）。同时开展定性研究的理由有三：确定儿童和父母对干预措施的体验，测量结局对家庭的重要性，以及明确影响参与 RCT 的因素。研究人员为实现这三个目标提供了许多理由，其中一个重要的理由是了解干预措施在真实世界中的效果。他们也倾向于对 RCT 研究结果进行解读，但较之于临床实践中的实施，这个理由是次要的。研究人员更关注如何提高儿童及其父母对治疗方案的积极性（形成了目标 1），了解父母在治疗中的目的（形成了目标 2），以及父母对不同类型治疗的偏好会在多大程度上影响该治疗措施的开展和研究对象的招募。

Source：data from Wiart，L.，et al. 'Evaluation of the effectiveness of robotic gait training and gait-focused physical therapy programs for children and youth with cerebral palsy：a mixed methods RCT'. *BMC Neurology*，16，86. doi：10.1186/s12883-016-0582-7. Copyright© Wiart et al. 2016

研究领域的开放性和广泛性，有助于确保发现任何重要问题。这往往很重要，因为研究人员在制订研究计划时可能并不清楚哪些问题会扰乱干预措施的实施。研究问题局限的优势在于它表明研究人员已经考虑过干预措施或 RCT 的哪些方面存在不确定性。Creswell 和 Plano Clark（2007）在混合方法研究的研究问题上提出了两全其美的建议。他们建议先提出一个宽泛的问题，然后再提出一些具体的问题。这是 RCT 中开展定性研究时提出研究问题的有用方式，因为往往是有了目标以后再深入研究会比较容易。框 8.2 给出了一个例子。关键问题是研究人员应该思考他们希望自己的研究问题有多宽泛或多局限，而不是写一个宽泛的研究问题，因为他们还没有仔细考虑想要在具体研究中了解哪些问题。

8.3 研究问题举例

　　表 8.1 列出了第 2 章描述的"试验全局"框架（'aspects of a trial'

框8.2 举例：已发表的研究方案中过程评价的目的和目标

Jack 及其同事（2015）发布了针对 RCT 研究的过程评价方案，该研究围绕家庭护理合作关系开展，由保健专家访问有需求家庭的母亲。开展 RCT 研究是因为相关干预措施在美国已被证明有效，但在情况不同的加拿大却无效。因此，研究的背景情况对研究团队来说很重要。过程评价是一项混合方法研究，一些研究问题可以通过定量研究解决，而另一些研究问题则需要通过定性研究来解决。过程评价的主要目标与过程评价指南所述的主要目标相似：描述利益相关者对干预措施的看法、评估依从性、描述实施情况以及可能解释 5 个地区结果差异的背景因素。该研究团队预计 5 个地区的结果间可能存在差异，因此计划研究这 5 个地区干预措施的实施及实施背景的不同。为此，该研究团队准备通过设定 8 个具体要解决的问题来实现他们的目标。计划采用定量研究来评估依从性问题。计划对 71 名医生和 5 ~ 15 名治疗师进行定性访谈和焦点小组访谈。该研究中定性资料的采集主要针对在加拿大承担评价任务研究团队，用于阐明有关研究目的一些具体问题，如研究实施者的教育和培训、向特定群体提供干预的经历，以及在非城市范围内提供干预的经验。

Source：data from Jack，S.M.，et al. and BCHCP Process Evaluation Research Team.（2015）British Columbia Healthy Connections Project process evaluation：a mixed methods protocol to describe the implementation and delivery of the Nurse-Family Partnership in Canada. *BMC Nursing*，Issue 14，p. 47. Copyright © Jack et al. 2015.

---

framework；译者注：参见 2.3.5 节）中宽泛和局限的研究问题举例。

8.4 面临的挑战及应对方案

8.4.1 解决不确定因素

为了从过程评价中获得最大收益，Linnan 和 Steckler（2002）建议研究人员关注最突出的问题以减少数据收集，特别是在需要控制成本的时候。研究人员必须从一系列研究问题中选择最重要的问题来优先开展研究，并考虑他们可用的研究资源。最好让整个研究团队来

表8.1 研究问题举例

RCT各个方面	宽泛的问题	局限的问题
干预措施	干预是可接受和可行的吗?	为什么干预措施的依从性不强?
	干预是否按计划实施?	干预措施与常规治疗之间的关键差异是什么?
		日常实践中也会实施这项干预措施吗?
		实施者如何在实施干预措施时确保做到每一个关键要素?
	干预的机制是什么?	患者如何评价干预的每一个组成部分?
	研究背景如何影响干预的实施及其结果?	干预的筹备背景如何影响干预的实施?
		RCT 不同实施地点的干预背景是否会影响干预的效果?
执行	研究对象的招募是否足够有效?	研究对象的入组率能否进一步提高?
		对干预的偏好是否影响研究对象入组?
		如何以最佳方式获得知情同意?
		如何扩大入组研究对象的多样性?
结果	对患者而言重要的结局是什么?	在正式 RCT 中,所有重要的结局都被测量了吗?
		不同患者对不同结局所持的观点是否存在差异?
测量	所提出的测量方法是否适合该项 RCT?	针对目标人群的结局测量的内容效度(content validity)是多少?

经作者授权转载。

进行决策,包括 RCT 研究人员和定性研究人员。有时研究者担心资助者不会资助大量的定性研究,并可能限制其研究范围(O'Cathain et al.,2014a),那么证明定性研究的必要性和研究问题的重要性,可以帮助资助者做出合理的决策。

8.4.2 陷入"固定模式"

开展了大量定性研究和过程评价工作的研究人员可能会陷入一种

误区，他们可能会在每项研究中使用固定段落模式，包括固定的研究问题。将重点放在过程评价的 3 个方面会比较合适，即作用机制、项目实施和研究背景，但这些方面的重要性可能因研究不同而有所差别。在框 8.2 描述的例子中，Jack 等（2015）通过细化他们所感兴趣的研究背景因素来避免这个陷阱，包括：个体的、组织的、文化的、社会的和地理环境的。

8.4.3 用多种方式表达相同的研究问题

因为阐述研究问题的方法有很多，研究人员可以使用不同的方式来描述同一个问题。探索医生和患者对干预措施的体验可能与探讨干预的实施、干预的可行性和可接受性相同。同样，也存在不同层次的研究问题。如果研究人员用不同的方式来表达研究问题，则研究方案可能会令人困惑。如果研究人员能够清晰地表达以下方面，将会有所帮助：

- ◆ 开展定性研究的理由，例如探讨正式 RCT 是否可行，因为 RCT 中存在研究对象难以招募的问题。
- ◆ 定性研究的目的或意图，例如探索如何提高 RCT 研究对象的入组率。
- ◆ 研究将实现的具体目标，例如通过分析招募者和患者的观点，以及观察招募过程，以探索 RCT 研究对象的招募方式。

8.4.4 研究计划与突发问题

如果计划的研究问题很宽泛，那么突发的研究问题可能会在以下 3 个时间段出现：

在定性研究的资料收集期间。在定性研究资料收集过程的早期出现重要的问题往往是值得期待的。它部分体现了定性研究的灵活性和反复性特点，也可以指导进一步抽样和研究主题的导向。例如在 RCT 开始之初，大部分人可能只使用 1 次干预措施而不是研究计划中的 6 次，研究小组可能会非常关心这一问题并直接针对此类患者进行抽样。或者早期的受访者提出对干预措施某一方面的担忧，在后面的访谈中为明晰这一问题而进一步探究。

在定性资料分析阶段。例如，在处理关于访谈期间实施干预的一般性研究问题时，干预实施者可能会讨论以前在"逻辑模型"（logic model）中并未提及的干预措施某方面的重要性。研究小组可能将此视为干预中有待明确的一个重要方面。他们可以确定与干预的描述和内容相关的一个新的研究问题，然后指导进一步的定性分析，并决定发表哪些定性研究的内容（见第 12 章）。

在 RCT 定量数据分析期间。定量研究中非预期的发现可能会启发一个新的定性研究问题。由于在得到 RCT 结果之前应进行过程数据的分析（Oakley et al.，2006），因此当定性资料收集完成时，RCT 所能确定的任何未预料到的结果都有可能发生。定性研究人员可以回溯他们的资料，回顾性地分析这些问题，而无需进一步收集资料。Munro 和 Bloor（2010）讨论了这样做所面临的挑战及其给过程评价带来的"解释性负担"（p. 702）。如果定性研究人员认为他们缺少对非预期 RCT 结果提供强有力解释的数据，则可能需要采取谨慎的方法来报告相关结果。

8.5 要点

- 研究问题可以通过重要的不确定性、外部利益相关者关注的问题、既往研究证据、理论、RCT 研究类型和研究理由来确定。
- 研究问题可以是宽泛的或局限的，二者各有优缺点。宽泛的问题和局限的问题相结合可能会更有帮助。
- 许多潜在的研究问题需要进一步优化，从而使问题的数量更合理。
- 可以从定性或定量研究中提出新的研究问题。

8.6 思考问题

- 潜在研究问题的范畴是什么？

◆ 哪些研究问题需要优先考虑？为什么？
◆ 对于你所开展的研究，是否存在一些局限的或宽泛的研究问题？

延伸阅读

Creswell, J.W., Plano-Clark, V.L. (2007). *Designing and Conducting Mixed Methods Research* (2nd edn). Thousand Oaks, CA: Sage Publications.

9

数据收集

概览

阅读本章以了解：

◆ 应用于 RCT 中的定性研究方法

◆ 参与定性研究的人员

◆ 抽样方法

◆ 样本量

◆ 数据收集的时间

◆ 收集数据的人员

在 RCT 中开展定性研究时，数据收集有许多问题需要考虑。本章中阐述的相关内容包括：有哪些方法可以采用，数据收集时应该包含哪些人，如何识别可选择的研究对象或研究地点，选择多少研究对象或研究地点，何时进行数据收集，谁来完成数据收集。

9.1 不同的数据收集方法

本节的目的是描述研究人员在 RCT 中使用定性研究方法的范围、技术方法，并列举出应用案例，有助于研究人员考虑在自己所开展的研究中应该使用哪些方法。本节没有提供关于如何并展定性研究的细节。有许多可供新接触定性研究的研究者参考的书籍（Mays and Pope，2000；Silverman，2013）。

9.1.1 方法论或方法

Morgan-Trimmer 和 Wood（2016）探索了在 RCT 研究中使用民

族志的优势。民族志通常使用定性研究方法，其特点是研究者会长期参与田野研究，使用参与式或非参与式观察的方法，或其他方法如非结构式访谈、文献分析和研究者的田野笔记等。民族志聚焦于一个特定的社会或文化群体，重点关注文化和背景。Morgan-Trimmer 和 Wood（2016）指出，将民族志用于 RCT 的优势有三点：①通过观察真实生活中的行为和事件得到有效的数据，而不是仅仅通过访谈中的叙述；②理解社会背景环境中的数据（对于复杂干预和实施环境复杂的 RCT 来说，环境是一个关键问题）；③发展和建立干预理论。其缺点是以民族志最纯粹的形式来开展研究，是很费时和昂贵的。不过，研究人员可以使用民族志方法或"应用民族志"，即采用观察和访谈的方法，但在实地花费的时间比传统民族志少。民族志已成功地应用于 RCT。例如在美国，它被用于关于艾滋病病毒感染的 RCT 研究的准备阶段（Garcia et al.，2015），即在 RCT 可行性探索阶段，应用定性研究改善 RCT 的招募方式（Donovan et al.，2002），以及在整群 RCT 时来解释为什么干预没有效果（Hoddinott et al.，2010；Stapleton et al.，2002）。

将定性研究应用于 RCT 的研究人员也采用个案研究方法（Yin，2003）。Hoddinott 等（2010）在对母乳喂养的研究中，使用民族志访谈、焦点小组访谈、观察和调查来了解一项整群 RCT 的 7 个干预群组中干预措施的实施情况。这种方法被称为"嵌入式混合方法个案研究"，因为每个整群都作为一个个案进行分析，然后再对多个个案进行研究分析，以解释为什么不同群组的干预效果不同。个案研究也可用于 N of 1 试验（见第 4 章）。

9.1.2 定性研究方法

一项系统综述分析了 2008 年至 2010 年间发表的 296 篇在 RCT 中开展定性研究的同行评议期刊文章，从 104 篇筛选出来的文章中提取了方法相关的资料。（O'Cathain et al.，2014b）。这些文章中的研究者使用了个人访谈、焦点小组访谈、非参与式观察和咨询记录的方法（表 9.1）。抽样方法一般是目的抽样而非概率抽样，因为并没有计算关键问题出现频率的相关计划。考虑到这一点，综述中粗略统计了不同方法的使用频率。在这些文章中，个人访谈和焦点小组访谈似乎是使用最为普遍的，非参与式观察、录音分析、日记或文件使用得较少。最常见的访谈类型是面对面的单次访谈，纵向访谈比较少见。也有可能在实践中使用的一些方法没有在同行评审的期刊文章中报道。也可能这些方法现在也使用得比较多了。

9.1.3 方法的整合

研究人员经常将这些方法结合起来使用。两种常见的组合是非参与式观察结合访谈，有时这种组合在民族志研究中使用。另一种组合是个人访谈和焦点小组访谈结合使用。有时即使在定性研究中同时使用了不同的方法，其发表的文章也可能只关注一种方法的结果，也有一些研究在一篇文章中同时报告了所有方法的结果。

9.1.4 方法的选择

方法的选择取决于定性研究所关注的研究问题（见第 8 章）、干预的类型、开展 RCT 的环境以及可用的资源。这也可能取决于定性研究设计人员的专业知识，但重要的是，研究人员不要被上述条件所限制，应选择最合适的一套方法；对于不太清楚的方法，可以通过不同的途径学习。

选择自己所在领域已发表的文献中常见的方法是很可靠的。对关键个体进行访谈或焦点小组讨论，可能是一项研究中最有用的数据来源，因此，这种方法比较常用。然而，研究人员使用这些方法也可能是因为他们更为熟悉，或者了解到在这种情况下使用这些方法是可以接受的。希望通过查看表 9.1 中研究人员使用的方法，以及使用这些方法的例子，定性研究人员能够找到适合他们研究的方法。

在 RCT 中开展的定性研究可能比较适合使用非参与式观察，也可能适合使用录音。如果整个干预或关键内容是在咨询过程中提供的，录音可用于观察干预的内容、了解干预在实践中是如何进行的以及参与者对此有何反应，同时也节省了时间。对这些记录可以进行结

表9.1　2008年至2010年应用于RCT中的定性研究方法

方法	文章数量（文章总数=104）	方法的用途	举例*
访谈（67个面对面半结构式或深度访谈，9个电话访谈，7个纵向/重复访谈）	83	访谈对象通常是实施干预措施的专业人员和RCT参与者。访谈可用于深度了解参与干预或RCT的个体的看法	Romo等（2009）开展的定性研究，是西班牙一项RCT研究的一部分。该RCT将医院内处方的海洛因处方与美沙酮处方进行对比，研究对象是长期被社会排斥的阿片类成瘾者。其中定性研究的目的是探讨患者以及他们的亲属在试验中接受干预的经历
小组讨论	32	焦点小组讨论的对象通常是实施干预措施的专业人员和RCT参与者。通过参与讨论人员之间的互动，获得他们对干预或RCT看法的丰富信息	Pope等（2010）开展的定性研究，是南非一项关于艾滋病病毒咨询和结核患者检测的整群RCT的一部分，在试验结果已知后对18名试验措施提供人员进行了焦点小组讨论。目的是探讨影响由临床护士提供干预的可接受性或可行性的结构性因素和个人因素
非参与式观察	19	研究人员观察干预的实施情况，有助于了解干预计划和干预实践之间的差异	Hoddinott等（2010）开展的定性研究，是英国社区母乳喂养支持小组提高母乳喂养率RCT的一部分，进行了64次民族志深入访谈，13个焦点小组讨论和17次观察，对7个干预小组中的每一个干预小组进行了个案研究

续表

方法	文章数量（文章总数=104）	方法的用途	举例*
咨询过程的录音	3	如果干预的关键部分涉及服务提供者和患者之间的咨询，则对咨询进行记录和详细描述，以了解实际实施和实施计划之间的差异	McQueen 等（2009）开展的定性研究，是美国一项使用量身定制的互动干预增加结直肠癌在初级卫生保健中筛查率的RCT的一部分，对照措施为使用通用网站。定性研究对参与RCT的76名患者和8名医生在初级保健中的沟通过程进行了录音。其目的是探讨医生与患者在就诊过程中关于筛查的讨论内容和过程
日记	3	在少数研究中，干预实施人员和RCT参与者都写了反思日记。有时这些日记是干预的一部分，但也被用于研究，因为从日记中可以获得研究对象对干预的看法	White 和 Winstanley（2009）开展的定性研究，是澳大利亚一项研究引进精神卫生护理临床监管益处的RCT的一部分。研究者收集了22名干预对象的日记。定性研究的目的是探索这种干预理念在现行管理文化中的可接受性
其他，例如文件、研讨会	5	文献分析可以作为广义的民族志的一部分，研讨会可以作为以社区为基础的参与式研究的一部分	

经作者授权转载。

构化分析，以衡量与研究计划相比干预实施的保真度。这也是一个可以用于深入分析患者对干预的反应的数据来源（见框 9.1）。录音的另一个附加价值是它们可以被整个研究团队人员听到，让研究团队在实践中详细了解干预的内容和实施情况。

框9.1　举例：在咨询中采用录音记录的定性研究

　　Schumacher 及其同事（2005）开展了一项定性研究，这项定性研究是在一项关于癌症疼痛管理干预（包括教育、指导和支持）的 RCT 中进行的。干预过程的音频记录被用来评估保真度，但研究团队意识到，其中包含了关于干预是如何进行的大量数据。因此，他们申请了更多资金，并在获得进一步的知情同意后，逐字逐句地转录这些录音并进行详细分析。RCT 中有 200 多名参与者，所以他们有目的地选取了一些参与者作为定性研究的样本。数据内容很多，所以他们确定了 3 个重点来深入分析录音。这项研究帮助研究人员更精确地描述了干预中指导部分的内容，并解释了为什么干预对一些患者不起作用。在此基础上，干预措施得到了进一步完善。

Source：data from Schumacher，K.L.，et al.（2005）Qualitative research contribution to a randomized clinical trial. *Research in Nursing and Health*，Volume 28，Issue 3，pp. 268-280. Copyright © 2005 Wiley Periodicals.

9.2 研究参与者

　　定性研究中应该纳入哪些研究对象，取决于研究问题、干预措施、开展 RCT 的背景以及现有资源。研究对象最好在潜在参与者中比较宽泛的范围内选择。9.1 节中的系统综述回顾了 296 篇已发表的文章，当定性研究以探讨 RCT 的招募实施为目的时，研究对象通常为 RCT 招募人员及参与者，也包括那些拒绝参加 RCT 的人。当以探讨干预的可行性、可接受性和实施情况为目的时，研究对象通常包括干预实施人员和接受干预的患者。图 9.1 是一个对接受 RCT 干预的患者进行访谈的例子，这部分访谈的结果与该研究的其他结果是分开报道的。此外，潜在的参与者还包括预期会在 RCT 中实施干预的工作人员或使用干预措施的患者。在 RCT 的可行性探索阶段对他们进行访谈，有助于在开展正式 RCT 前优化干预措施。有时候研究对象还要包括更广义的参与者，例如参与研究的组织工作但没有直接参与干预实施的工作人员，或者那些与 RCT 的研究对象生活密切相关的人员，如儿童的父母或者老年人的照护者。

表 9.2 定性研究中的潜在参与者清单

RCT 参与者	实施人员	利益相关者
干预组的参与者	干预措施实施人员	更宽泛的与提供干预措施有关的工作人员
对照组的参与者	负责日常照护的工作人员	在组织过程中受到干预措施影响的工作人员
接受 RCT 招募的人员	RCT 招募人员	政策制定者
已停止使用干预措施的参与者	潜在的干预措施实施人员（可行性探索阶段）	
干预措施的潜在使用者（可行性探索阶段）		
照顾患者的家庭成员		

经作者授权转载。

现有定性研究的资料收集对象通常包括 RCT 中实施干预措施的工作人员和接受干预措施的患者。这里可能有必要说明一下为什么纳入其他人员也很重要。例如，Wiart 等（2016）认为，由于父母和孩子的治疗目标可能不同，因此计划从这两组人群收集定性资料。

在定性研究中，有两组人群是值得进一步研究的，包括 RCT 的对照组和终止干预措施的参与者。

9.2.1 对照组

在 9.1 节的系统综述中，研究对象囊括了 RCT 对照组参与者的定性研究较少见（O'Cathain et al.，2014b）。在提取了详细数据的 104 篇文章中，只有 7 篇报道了对照组。定性研究有助于了解 RCT 对照组的参与者实际接受了哪些治疗。如果在实践中对常规治疗（或阳性对照）知之甚少，那么需要考虑将常规治疗组纳入定性研究。这很重要，因为 RCT 对照组的选择会影响 RCT 的结果。如果干预措施与常规治疗过于类似，那么昂贵的 RCT 可能是浪费钱，因为结果很可能是两组没有差异。如果在整群 RCT 的不同群组，或者基于个体水平的多中心 RCT 中的不同研究点，常规治疗有所不同，则可能使干预在不同背景下表现各异。RCT 本身甚至会改变 RCT 中常规治疗的提供方式（McCambridge et al.，2014），理解这一点可能会影响对 RCT 结果的解释以及将其应用到不同背景环境中的可转化性。

在开展正式 RCT 前的可行性探索阶段考虑对照组的问题应该是最有用的，有助于在正式试验前优化干预措施（O'Cathain et al.，2015），或者建立在正式 RCT 中定量测量常规治疗的方法。在正式 RCT 开展期间了解常规治疗很重要，因为它可以反映新干预措施的实施环境。如果一项新的干预与常规做法有根本上的改变，那么可能预期会在实施时遇到较大的挑战。而且相较于渐进改变的干预措施，工作人员需要更加关注这种较大的改变所需的资源和组织环境。研究人员可以使用定性研究来了解常规治疗，从而将干预成功地整合到其中（Garcia et al.，2015）。

在有限的资源内，纳入对照组的参与者参与定性研究可能会被视为有用但不是优先的事项（见图 9.1）。

9.2.2 干预早期阶段停用干预措施的人群

当使用定性研究来了解 RCT 的招募情况时，访谈对象通常都会包括同意和不同意参加 RCT 的人。提前终止干预的受试者也能提供有用的信息，尤其是当预期或实际脱落率很高的时候。研究人员可能会面临来自伦理委员会成员的阻力，他们担心这可能会打扰研究对象。Healthlines 研究的经验是，提前停止使用抑郁症干预措施的 RCT 参与者很乐于在访谈中描述他们为什么提前终止干预措施，这对于全面理解患者对干预措施的使用情况非常有帮助（O′Cathain et al.，2016）。

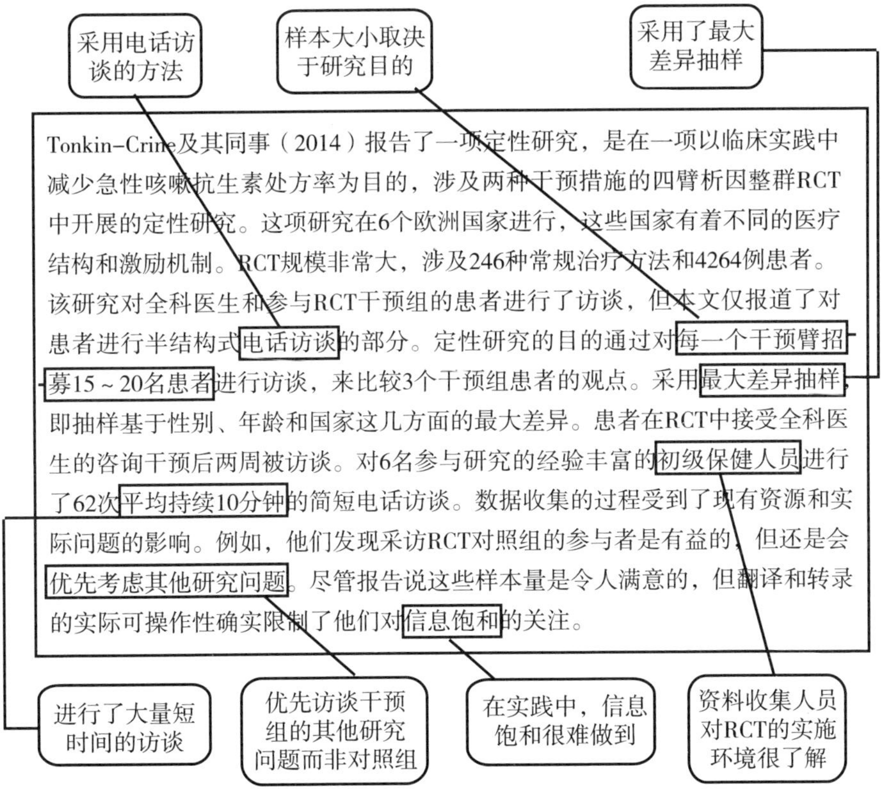

采用电话访谈的方法

样本大小取决于研究目的

采用了最大差异抽样

Tonkin-Crine及其同事（2014）报告了一项定性研究，是在一项以临床实践中减少急性咳嗽抗生素处方率为目的，涉及两种干预措施的四臂析因整群RCT中开展的定性研究。这项研究在6个欧洲国家进行，这些国家有着不同的医疗结构和激励机制。RCT规模非常大，涉及246种常规治疗方法和4264例患者。该研究对全科医生和参与RCT干预组的患者进行了访谈，但本文仅报道了对患者进行半结构式电话访谈的部分。定性研究的目的通过对每一个干预臂招募15~20名患者进行访谈，来比较3个干预组患者的观点。采用最大差异抽样，即抽样基于性别、年龄和国家这几方面的最大差异。患者在RCT中接受全科医生的咨询干预后两周被访谈。对6名参与研究的经验丰富的初级保健人员进行了62次平均持续10分钟的简短电话访谈。数据收集的过程受到了现有资源和实际问题的影响。例如，他们发现采访RCT对照组的参与者是有益的，但还是会优先考虑其他研究问题。尽管报告说这些样本量是令人满意的，但翻译和转录的实际可操作性确实限制了他们对信息饱和的关注。

进行了大量短时间的访谈

优先访谈干预组的其他研究问题而非对照组

在实践中，信息饱和很难做到

资料收集人员对RCT的实施环境很了解

图 9.1　在一个析因整群 RCT 中进行定性研究时收集数据的例子

Source：data from Tonkin-Crine，s.，et al. GRACE INTRO team.（2014）. Exploring patients' views of primary care consultations with contrasting interventions for acute cough：a six-country European qualitative study. *Primary Care Respiratory Medicine*，issue 24，article number 14026，doi：10.1038/npjpcrm.2014.26. Open access.

9.3 抽样

9.3.1 抽样类型

要访谈 RCT 中所有接受干预的参与者几乎是不可能的，因此需要抽样。目的抽样，尤其是最大差异抽样，是在 RCT 中开展定性研究的常用抽样方法。在定性研究中，纳入一些不同特征的患者是很重要的。例如，当预期男性和女性对干预会有不同反应时，应纳入不同性别的患者。访谈对象特征的多样性对定性研究很重要，尤其是在可行性探索阶段，此时识别出负面的反应将有助于优化干预措施或正式RCT 的实施（O′ Cathain et al.，2015）。在图 9.1 的例子中展示了利用性别、年龄和国家方面的最大差异，这可能是由于研究者认为这些特征不同的参与者会对干预有不同的看法。

有时可能会访谈所有干预实施人员，但在大规模的 RCT 中，可能仅访谈其中一部分人。如果研究人员希望了解所有干预者的看法，他们可能需要考虑将调查与定性研究方法结合使用。Audrey 等（2006）在一项旨在减少在校儿童吸烟的同伴支持干预的整群 RCT中，就选择了调查和定性研究相结合的方法。该项目对 30 所学校进行了问卷调查，并对其中 4 所学校进行了深度的过程评价。

在定性研究中，RCT 本身的设计类型会影响抽样。整群试验给抽样带来了特殊的挑战，因为抽样可能发生在群组水平，然后是群组中的个体水平。研究人员可能希望通过定性研究对所有群组都有所了解。这对于理解为什么不同的群组会得到不同的结果非常有帮助。这种全部抽样的方法只有在群组数量较少的情况下才可行（Hoddinott et al.，2010），而在群组数量较多的 RCT 中则根本不可能实现（参见图 9.1 中的示例，其中有 246 个群组）。选择不同类型的群组可能是最可行的。例如 Bosch 等（2016）计划开展一项整群 RCT，在筹备工作中，他们采用目的抽样选择来自于不同组织类型的工作人员进行访谈，这些不同组织类型是将来会涵盖在正式 RCT 中的来自不同区域类型、不同规模的群组。

9.3.2 选择何时去抽样

数据收集的时间也需要仔细考虑。RCT 的招募期可能会持续好几个月，研究人员必须考虑在这段时间内什么时候进行定性研究是最好的——在 RCT 早期可能会出现干预问题的萌芽时，或者在 RCT 的干预措施已经确定后。干预可能会对个体实施 1 年，需要决定是在干预实施几个月后获取其对干预的早期意见，还是等到接受完所有干预后再了解其意见。表 9.3 讨论了不同方法的优缺点。

表9.3 不同时间开展定性研究的利弊

定性研究时间	利	弊
干预实施的早期	在可行性研究阶段可以快速识别可以解决的问题 在正式 RCT 中可以识别医生和患者在真实世界中将面临的问题	也许只能识别出"初期问题"，在没有来自于定性研究的反馈时，干预措施已经固定了
当干预措施在 RCT 中"确定下来"时	当干预实施人员获得一些经验时，可提供一些现实主义的视角	在可行性研究中，这样做可能避免不了有严重问题的干预措施"确定下来"
开始接受干预后不久	RCT 参与者可以回忆起早期干预的关键细节	没有关于后期干预的信息
接受干预后期	RCT 参与者可以对所有的干预措施进行评论	RCT 参与者可能无法回忆起干预的早期阶段
在主要结果测量之后	不必对定性研究可能影响结果而"沾染"试验有任何担忧	在现实情况下，如果主要结果测量是在 12 个月后，则沾染可能不是一个大问题，而对干预措施早期实施情况的回忆可能很差
在不同时间对不同个体开展研究	混合了不同时间点的资料，因此包含了多个时间范围的观点	需要仔细分析受访者提供数据的阶段
纵向数据收集	受访者可以回忆起最近采用干预措施的细节	资源有限

经作者授权转载。

　　关于何时进行抽样并没有正确答案。对于某一特定的研究，考虑不同方法的得失是很重要的。例如，如果在干预准备初期对实施人员和 RCT 参与者进行访谈，可以识别出明显的"初期问题"，这些问题可以在 RCT 继续进行之前被修正。这在 RCT 的可行性研究中很有用，这种迭代的数据收集方法可在可行性研究过程中对干预措施或 RCT 的实施进行优化，而不是等到可行性研究结束以后才进行（O'Cathain et al., 2015；Donovan et al., 2016）。定性研究开展的时机还取决于干预时长。在图 9.1 的示例中，对患者的干预就是与全科医生进行一次简短的谈话咨询。干预后约两周对患者进行访谈。但在另一项研究中，每个参与者的干预时间为 12 个月（Salisbury et al.，2016）；在大约 6 个月后，即主要结果测量完成时决定访谈参与者（O' Cathain et al. 2016）。做出这一决定并非出于对试验沾染的考虑（见 9.3.3 节），而是因为到那时患者已经经历了大部分干预，并且可以在资助结束之前进行研究分析和报告。

9.3.3 数据收集会破坏试验吗

一项针对曾有主导和开展定性及 RCT 混合方法研究经验的 18 名英国研究者的定性访谈研究发现，有些人担心定性研究可能通过干预作用而沾染或破坏 RCT（O' Cathain et al.，2014b）。这些研究者关注的是定性研究产生的治疗效果，尤其是在访谈和观察相结合的情况下，其频率比研究干预更为密集。实施访谈和观察的工作人员可能会对自己的工作进行反思和改进。谈论患者的健康或卫生保健情况会促使患者采取行动改善健康。如果只访谈了干预组的患者，那么访谈或者观察所带来的任何治疗效果都可能破坏试验。

对沾染的担忧可能导致试验人员要求在 RCT 的主要结果测量之后再进行定性资料的收集。然而，这可能并非必要。在一项 RCT 中，有 300 名患者接受了 1 年多的干预，对 24 名患者访谈了 1 小时，这种情况不太可能对主要健康结局产生影响（O' Cathain et al.，2016）。然而，若某一项 RCT 中有 30 名患者接受干预，对其中 24 名患者进行访谈，或对更少量的人群进行了 3 次访谈，并与他们建立了联系，就可能会破坏试验。因此，需要在特定的 RCT 中考虑沾染的可能性，而不是将其视为对所有 RCT 的威胁。

9.4 样本量

9.4.1 一般研究规模

被访谈的人数、焦点小组数、观察单元将取决于评估的阶段、定性研究的目的、RCT的规模、数据的饱和程度以及可用的资源。RCT的规模是一个重点考虑的因素，如果规模较小，纳入定性研究的样本量就会比较有限。在9.1节描述的系统综述中（O′Cathain et al.，2014b），104项已发表的定性研究的样本量差异较大。与工作人员（通常是但并不都是提供干预的人员）面谈的次数在1次到155次之间。有时提供干预的人员数量很少，则研究纳入了所有人。在系统综述中有29篇文章报道其访谈了工作人员，其中11篇访谈了10名或更少的工作人员，6篇访谈了20名。在53篇报道了访谈患者的文章中，访谈人数为7～725人不等，中位数是24人，其中6项研究访谈了10名或更少的患者，7项研究是访谈了60多名患者的较大规模的定性研究。在焦点小组讨论的人员数量上各研究差异也很大，针对工作人员进行的焦点小组讨论的人数为1～11人（中位数为2或3人），针对患者的焦点小组讨论人数为1～219人（中位数为13人）。证明样本量合理是有帮助的。例如，Wiart等（2016）基于之前针对相同目标群体开展的定性研究样本量，以及相同类型定性研究的常规样本量，证明其研究的样本量是合理的。

9.4.2 信息饱和度

信息饱和度是确定最终样本量的一个很好的指标。基金申请书中需要给出一个预期的信息饱和度范围，例如，将根据信息饱和度对16～25名患者进行访谈。在实际开展访谈的过程中，研究者不太可能根据信息饱和程度来决定是否继续访谈。图9.1中的例子中，研究人员指出，访谈、翻译和转录之间的延迟使得考虑信息饱和度是不切实际的。

9.4.3 访谈或观察时长

虽然访谈或观察的时长并不在确定样本量大小的考虑因素内，但访谈时间可能很长（1～2个小时），而有些则很短。例如，在一项研究中，对患者的访谈往往超过1小时，而对没有直接实施干预的工作人员的采访只有约30分钟（O′Cathain et al.，2016）。图9.1中的示例中，电话采访非常短：从 4 分钟到 18 分钟，中位数为 10 分钟。通常来说，更长时间的访谈可以获得更丰富的信息，或者洞察到更多实施背景环境的信息。

9.4.4 收集资料过多

有些研究者通常经受不住信息的诱惑，在定性研究和过程评价中收集了太多数据（Munro and Bloor，2010）。这就是为什么 Linnen 和 Steckler（2002）建议限制收集资料的数量和类型。数据收集是费时的，并且会消耗分析和报告所需的资源。太多的数据会让研究者不堪重负，在分析和报告数据结果时难以更好地把握数据资料。

9.5 谁来收集数据

9.5.1 试验管理人员还是定性研究人员

做好定性研究需要专业知识，这在研究的分析和报告阶段最为明显。这时可以由一个高级专业人员带领一个初级的团队成员进行定性研究。这个初级员工可以是试验管理人员，也可以是专门从事定性研究的人员。第一种选择可能是由于在资源有限的情况下要处理竞争性需求的问题，或者要处理定性研究过程中新发现的可能影响管理人员情绪的一些问题（Simons，2007）。

9.5.2 定性研究人员的背景

定性研究人员的专业背景可以根植于不同学科或亚学科。让一位接受过公共卫生培训的研究人员为公共卫生干预的 RCT 进行定性研究，或者让一位心理学家为行为改变干预 RCT 进行定性研究，这种人员安排是比较好的，因为他们了解干预背后的理论。或者，这些研究人员可能在以下方面有专长：正在研究的健康状况（如精神健康）、正在研究的干预方法（如远程医疗）、研究所处的环境（如初级保健）、数据收集方法（如非参与式观察）、研究设计（如案例研究）或与 RCT 一起进行的过程评价。团队中不太可能涵盖所有相关方面的专家，一个关键的专业人员可能就足够了。

9.6 要点回顾

◆ 除了访谈和焦点小组讨论，考虑其他包括非参与式观察在内的一系列定性研究方法。

◆ 除了对实施干预的医生和患者进行访谈，还要考虑潜在的参与者，包括能够显示常规治疗内容的对照组。

◆ 若干预措施需要实施几个月，或 RCT 的参与者是在几个月内招募的，则定性研究可以在实施干预或接受干预的早期开展，也可以在所有参与者都接受了干预措施后开展。数据收集的时机取决于 RCT 和干预措施的特点。

◆ 样本量可能会随着 RCT 的规模和类型以及信息饱和度的不同而变化。

◆ 专门从事定性研究的人员可以拥有不同的学科背景。

9.7 思考问题

◆ 你想使用什么资料收集方法？为什么？

◆ 谁将参与研究？为什么？你是否需要和团队成员一起列出优先顺序清单？

◆ 你的研究将纳入多少参与者？会受哪些因素的影响？

◆ 什么时候收集资料：干预结束时，主要结果测量之后，还是在干预实施的不同阶段？在不同时间点开展定性研究的得失是什么？

◆ 由谁来收集资料？不同的经历和专业背景对研究有什么好处？

延伸阅读

Silverman, S.L. (2013). *Doing Qualitative Research*. Thousand Oaks, CA: Sage Publications.

10

定性数据分析

概览

阅读本章以了解
- 不同分析方法的范围
- 研究人员如何在资助提案和期刊文章中描述他们的分析
- 团队参与分析
- 挑战和潜在的应对方案

关于如何分析定性数据的著作和期刊文章不计其数。在本章中，我们假设读者知道如何进行定性数据分析。本章的重点是研究人员如何分析随机对照试验中收集的定性数据。本章首先简要描述了随机对照试验中定性研究使用的分析方法的范围，并举例说明研究人员如何描述他们的分析。然后讨论谁可以参与分析以及研究人员可能面临的挑战。

10.1 分析方法的范围

阅读已发表的随机对照试验中定性研究的方案和期刊文章可以发现，研究人员使用广泛的方法进行分析，有时在单个研究中结合使用多种方法。表 10.1 给出了一些常用方法的例子。还有更多可能不太常用的方法。例如，Donovan 等（2016）在开展定性研究时使用了会话分析来改进特定随机对照试验的招募。在描述他们的分析时，研究人员并不一定说明他们为什么使用某种特定的方法（表 10.1）。Drabble 等（2014）分析了 32 份提交给英国资助机构并成功获得资助的研究提案。在描述分析时，最常用的方法是持续比较（19%）、主题分析（19%）、内容分析（13%）和框架分析（9%）。

表10.1 RCT研究中收集的定性资料的分析方法

方法	有用的参考资料	例子	例子中给出的使用理由
主题分析	Braun 和 Clarke (2006)	期刊文章：Masood et al. (2015)	灵活，没有事先的理论框架
框架分析	Ritchie and Spencer (1994) Ritchie 和 Lewis (2013)	期刊文章：O' Cathain et al. (2016)	未说明
反复的持续比较法（来自扎根理论）	Strauss 和 Corbin (1990)	期刊文章：Coupe 等 (2014)，框 6.3 中有所描述	未说明
解释现象学分析	Smith 等 (2009)	期刊文章中描述：Lawton 等 (2015) 期刊文章：Toye 等 (2016)	未说明
各种定性研究的解释性描述	Thorne (2008)	已发表的方案：Wiart 等 (2016)，见框 2.1 已发表的方案：Jack 等 (2015)，见框 8.2	该方法用于研究，包括分析。只要在编码对应主题之间的关系进行理论化之前沉浸在数据中，本章中描述的任何分析方法都可使用
内容分析法	Hsieh 和 Shannon (2005)	期刊文章：Curran 等 (2013)，见框 6.2	没有说明。然而，团队将数据编码到理论领域框架（Theoretical Domains Framework）中
将各种已被命名的方法结合使用	不适用	期刊文章：Tonkin-crine 等 (2014) 使用了主题分析和框架分析，见框 9.1 期刊文章：Hoddinott 等 (2010) 使用扎根理论，然后采用框架法分析，见框 4.3	主题分析允许研究人员以归纳模式开始，从而减少过多受团队初始想法或想法的影响。框架分析有助于处理大量数据集以及不同干预组与不同国家之间的比较 为分析定性数据，采用了扎根理论。框架分析有助于构建立影响实施的因素模型
对所采取的步骤进行描述	不适用	期刊文章：Bosch 等 (2016)，见框 6.1 期刊文章：Garcia 等 (2015)	未说明 没有说明。然而，确实指出分析受基于社会生态框架且用于数据收集的民族志方法的影响

经作者授权转载。

10.2 选择一种方法

在分析随机对照试验中的定性研究时，没有正确或错误的方法。方法的选择取决于定性研究的主要方法（例如扎根理论、解释性描述）或分析的目的（用数据理解一个已知的理论，或采取归纳法）。选择也可能受到定性研究人员经验的影响，他们过去可能已经使用过一种方法并对其有透彻的了解，或者取决于主要定性研究人员的工作领域以及打算发表成果的领域内相关研究社群中某种方法的可信度。

10.3 在期刊文章的分析部分要描述的关键问题

在期刊文章的分析部分要描述的关键问题与任何定性研究都基本相似。还有一个需要考虑的问题，在以下列表中以斜体显示：

- 方法的名称
- 方法的关键参考文献
- 使用该方法的理由（如果篇幅允许）
- 分析的内容，例如录音的逐字记录、现场笔记等
- 采取的关键步骤
- 每位参与的研究人员的角色，如果有关，描述其学科背景
- 相关的数据管理软件
- *与 RCT 分析相关的分析时间*

当定性研究与正式 RCT 同时进行，且目的是为了解释 RCT 结果时，重要的是在得出 RCT 结果之前分析定性数据，以减少潜在的偏倚（Oakley et al., 2006；Moore et al, 2015）。这是很好的做法，并且在发表的文章中声明已经这样操作（举例见框 10.1）。

10.4 团队参与分析

负责定性研究或过程评价的团队将领导定性分析。负责 RCT 的团队成员可能会参与有关定性数据的讨论，并为正式分析提供信息。

> **框10.1 举例：描述开展定性研究的时间**
>
> 在学校实施了一项教育计划，以改善儿童的锻炼情况和健康饮食（Campbell et al.，2015）。在一项整群 RCT 中没有显示出干预效果，但在减少自我报告的高能量饮料、零食摄入和看屏幕时间方面具有有益的效果。在 RCT 开展期间，采用了嵌入式混合研究方法进行过程评价，包括对干预实施情况的观察、教师填写问卷、记录干预实施日志以及对教师和家长进行半结构式访谈。过程评价的结果表明，干预实施的保真度较好，但教师对干预的热情不高，这可能导致教师未能按计划实施干预。研究人员在同行评审的期刊上报告他们的过程评价结果时明确表示，分析人员事先不知道正式 RCT 的结果，并在看到 RCT 结果之前将最终草案提交给试验指导委员会主席。然后他们指出这是他们研究的一个关键优势，因为他们关于干预实施的结论不会因为得知干预效果的大小而受影响。
>
> Source：Campbell，R.，et al. 'Intervention fidelity in a school- based diet and physical activity intervention in the UK：data from Active for Life Year 5'. *International Journal of Behavioral Nutrition and Physical Activity*，Issue 12，p. 141. Copyright © Campbell et al. 2015.

在进行 RCT 可行性研究时，让更多的团队成员参与是一个好主意，因为他们在正式 RCT 中可以采取行动改进干预措施以及 RCT 的实施。在正式 RCT 过程中，研究的领导者需要确定让 RCT 团队在 RCT 完成之前获悉定性研究结果是否有益，因为这种反馈有可能会破坏一些 RCT 试验（Cooper et al.，2014）。

10.5 面临的挑战和潜在的解决方案

10.5.1 数据太多

因为 RCT 一般规模较大，参与人员多样化，或者有很多研究问题，所以很容易使研究人员收集大量数据。定性研究的优势在于分析的深度，因此数据太多在其分析阶段成为一个现实的问题。解决这一问题的最佳办法是克制，不要为收集大量数据而牺牲分析的正确性。

即使在资源充足的情况下，定性研究所产生的数据量对分析而言也是一个挑战，在正式分析时可能有必要仅关注数据的特定部分。

10.5.2 分析速度

在 RCT 的可行性研究中，团队的较多成员可能希望在研究早期就获得定性研究的结果，以便在可行性研究期间改进干预措施或 RCT 的实施，并进行进一步的定性研究，以找出进一步的发现。这种动态或反复的方法（见第 4 章 4.3 节）会给定性研究人员带来挑战，因为他们需要确保迅速开始定性数据收集，快速转录并快速分析。在完整的分析完成之前，人们对研究结果的信心可能并不大，所以最好对早期发现及其结果的沟通持谨慎态度。Donovan 等（2016）在使用定性研究提高特定 RCT 招募率的背景下，讨论了快速分析的方法。

10.5.3 可用资源

当访谈那些在结合定性研究和 RCT 方面经验丰富的英国研究人员时，一些定性研究人员担心他们那些做定量研究的同事不理解定性数据分析非常费时（O′Cathain et al.，2014b）。研究领导者需要意识到这一点，并确保定性研究人员的雇佣时间要足够长，以保证他们在研究中有足够的时间来完成定性分析并将其发表。

10.5.4 高期望值

对定性研究的期望与其在现实中可以达成的目标可能会有一些冲突。团队的较多成员可能期望通过定性研究来确定地回答一系列问题，包括 RCT 中出现的一些问题。虽然定性研究可以丰富对试验结果的理解，但这种理解"总是微妙的、定性的，很少具有决定性"（Munro and Bloor，2010，p.710）。下文给出了一个难以满足期望的例子（见框 10.2）。一个潜在的解决方案是在任何混合方法评估开始时进行团队讨论，以思考定性研究能提供什么，不能提供什么。

> **框10.2　举例：对定性数据分析给予过高期望**
>
> 　　Munro 和 Bloor（2010）讨论了一个在正式 RCT 可行性研究的同时开展的过程评价。干预措施是培训有影响力的学生作为同伴支持者，与同龄人讨论吸烟或吸大麻的问题，教育他们吸烟的危害。整群 RCT 的预实验有 3 个分组：吸烟方面的同伴支持训练组、吸烟和吸大麻方面的同伴支持训练组以及对照组。其中一个结局指标是干预 3 个月内和 16 岁时吸大麻的意愿。研究人员发现，在干预学校中，没有证据表明在吸大麻的意愿上有效果，但出乎意料的是他们发现，同伴支持者中对自己在 16 岁时就可吸大麻的期望有所增加。当发现这一意外结果时，过程评价数据收集已经完成，没有资源可用于进一步收集数据。尽管如此，团队中的较多成员都热衷于解释这一意外发现。因此，研究人员必须分析他们已经收集的数据。他们确实找到了一个可能的解释，但对其信心不足，因为他们在收集数据的过程中没有对其进行专门的探索。研究人员认为，存在对过程评价期望过高的风险。
>
> Source：data from Munro，A.，Bloor，M.（2015）'Process evaluation：the new miracle ingredient in public health research？' *Qualitative Research*，Volume 10，Issue 6，pp. 699-713. Copyright © 2015，British Medical Journal Publishing Group.

10.5.5 与定量研究相结合

　　一旦对定性研究进行分析，研究小组就可能希望将定性和定量数据或结果结合起来。定性研究人员需要与定量研究的同事紧密合作才能做到这一点（除非一个团队同时负责定量和定性研究）。对于希望这样做的研究人员，已有的指导有限。关于如何将两者相结合的细节，将在第 11 章中给出。

10.6 要点回顾

◆ 研究人员对定性数据的分析采用了一系列方法，包括主题分析、框架分析、持续比较和内容分析。

- 没有唯一正确的方法。选择取决于定性研究采用的方法、分析的目的以及研究者的专长。
- 描述分析与任何其他定性研究相同，但有一个例外：如果定性研究是为了解释 RCT 的结果，则需说明进行定性分析的时间与获悉 RCT 结果的关系。
- 挑战包括：对大型数据集进行分析，分析时间不充裕，以及对定性研究所能提供的答案持有过高的期望。

10.7 思考问题

- 在分析中，你的目标是什么？
- 通常的分析方法适合你目前的研究吗？
- 你需要寻求分析方面的培训吗？
- 应该在什么时候将分析结果反馈给团队中的多数成员？
- 何时对数据进行分析？谁将参与其中？

11

定性和定量数据及结果的整合

概览

通过阅读本章以了解如何整合定性和定量数据及结果：

◆ 在研究的哪些环节进行整合

◆ 整合的方法

◆ 定性研究和 RCT 结果的整合

◆ 过程评价的整合

整合是指在混合方法研究中，一种方法影响另一种方法的研究目的、抽样、数据收集、分析和诠释等，使得"整体超过其各部分的总和"（Barbour，1999）。在 RCT 中使用定性研究的一个关键理由是加强对 RCT 结果的解释（见第 1 章），这也是需要整合定性研究和 RCT 结果的原因。已有的在 RCT 中进行定性研究的文献表明，这些文章中通常没有结果整合的证据（Lewin et al.，2009；O'Cathain et al.，2014b）。也就是说，定性研究有助于解释 RCT 结果这一承诺在实践中并没有得到较好兑现，或者至少从研究团队外人员的角度看来是如此。本章聚焦于混合方法评价中哪些环节可以进行整合、有哪些促进整合的技术，并举例说明如何在 RCT 中整合定性和定量研究。

11.1 混合方法研究中可以进行整合的环节

在混合方法研究中，有不同类型的整合方法（Fetters et al.，2013）。在应用混合方法进行疗效评估时，使用何种整合方法取决于研究为以下哪种设计：

◆ 阶段性混合方法序列设计；

◆ 单一阶段的混合方法研究，且同时采用不同方法。

11.1.1 阶段性序列设计中的整合

一项评价性研究可以视为一系列有序的阶段。对于复杂干预措施，各阶段已在第 2 章中明确为：

◆ 开发；
◆ 可行性评估；
◆ 评价；
◆ 干预措施的实施（Craig et al.，2008）。

在实践中，这些阶段可能是反复进行的，而不是纯粹地按顺序进行，即在阶段之间循环往复地向后或向前移动。不过，这些阶段之间呈总体有序地移动。研究通常使用混合方法序列设计，其开始于可行性研究（例如与 RCT 预实验一起进行的定性研究），然后进行评价（例如与正式 RCT 一起进行的过程评价）。这种序列设计的整合可发生在可行性探索阶段结束时，可行性研究中干预措施和 RCT 流程的结果有助于改进正式 RCT 的干预措施、RCT 流程、数据收集或结果分析（见图 11.1）。在探索项目可行性的阶段，定性研究可以扮演以下角色：

◆ 在项目评价阶段开始前识别出需要解决的问题，此时其角色为**"问题解决者"**（O' Cathain et al.，2014a）。例如，一项 RCT 可行性研究阶段开展的定性研究可致使正式 RCT 选用不同的结局测量工具（Farquhar et al.，2010）。

◆ 检验正式 RCT，此时其角色为**"研究假说产生者"**。例如，在可行性研究阶段，研究者通过开展定性研究可能会发现，不同组别的患者对干预措施的参与程度似乎不同，从而可能会影响研究结果。这可能会促使 RCT 负责人在开展正式 RCT 时，确保收集患者相关特征的数据，并事先进行亚组分析，以便在正式 RCT 中检验。

在更广泛的混合方法研究中，以上各项活动都被认为是整合。而在 RCT 和定性研究的背景中，这不太可能被认为是整合，因为干预

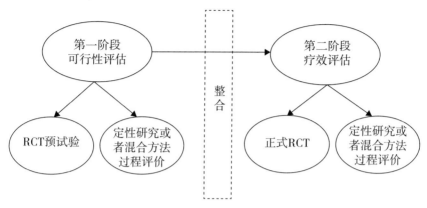

图 11.1　序列设计中的整合

研究各个阶段的框架使研究者期望从可行性探索阶段（不论定性和定量研究）学习到的经验可以影响正式 RCT（定量研究）。但是，其实应该将此类设计归为整合，因为整合可以帮助研究人员在开始全面评估之前对自己的工作保持透明，并考虑是否应该使用任何方法或技术进行整合。不同的决策结果将带来成本和时间方面的影响，以及关于更改是否会有助于改进实践的不确定性。Bugge 等（2013）在预实验和 RCT 的可行性评估之后开发了一个决策程序，以帮助系统地识别和评估问题，并提供潜在的解决方案。

　　RCT 的可行性评估阶段并非必须有 RCT 的预实验，但应注意如果做了预实验，不要将可行性评估阶段视为正式 RCT 评估的迷你版本（见第 4 章 4.3 节）。可行性评估阶段是一个学习阶段。在这个阶段，定性数据的收集和分析是一个反复或动态的过程，可持续影响可行性评估阶段的 RCT 流程，而不是等到可行性评估阶段结束以后再发挥指导作用（见图 11.2）。

11.1.2 单一阶段平行设计下的整合

　　在单一阶段设计中同时使用定性和定量研究，此时的整合更为复杂，例如在评估阶段同时进行过程评价和正式 RCT，或在可行性评估阶段同时开展定性研究和 RCT 预实验。其中一种整合方法是在研究

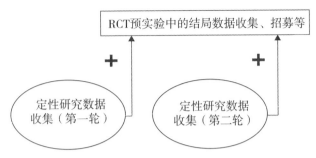

图 11.2 可行性研究阶段中采用反复或动态方法整合定性研究

经作者授权转载。

设计时进行整合，即定性研究的样本通常来自 RCT 参与者和实施干预的实践者。不过，研究者应为整合做更多的努力。这些整合可以在以下 3 个环节进行（图 11.3）：

◆ 在过程评价中将定性研究和定量研究进行整合（A）；

◆ 将 RCT 的结果和定性研究进行整合（B）；

◆ 将 RCT 的结果和过程评价进行整合（C）。

B 和 C 本质上是相同的，区别在于 C 项中的整合可能涉及大量方法的整合，因为过程评价通常涉及一些定量方法（例如调查、常规数据）和定性方法（例如访谈，观察），这些方法也需要与 RCT 结果相整合。

11.2 整合技术

在考虑混合方法研究的不同整合方法之前，需要先简要回顾一下与混合方法研究相关的 3 种整合技术（O'Cathain et al.，2010）。前两种方法主要是整合研究结果，第三种方法是对数据的整合。

11.2.1 使用改编的三角互证方案整合结果

三角互证法最初用于整合不同定性研究方法的结果（Farmer et al.，2006）。该法对于整合定性和定量方法的结果也很有用（O'Cathain et al.，2010）。在使用三角互证法时，可使用改编的版本，仅遵循核

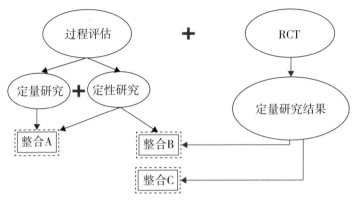

图 11.3 单一阶段平行设计下的整合

经作者授权转载。

心步骤，而不必完全遵循每个步骤。这包括分别分析每个数据集并得出每个数据集的结果，然后将这些结果在同一页面中并排展示在列有"meta 主题"的矩阵中。meta 主题贯穿所有数据集。在一个 meta 主题中，有些结果可能仅发生在一个数据集中，或者可能发生在多个数据集中。研究团队对每个 meta 主题中不同数据集的结果进行比较和对比。然后思考数据集结果中哪些是相似的（一致性或收敛性）及互补的（部分一致或互补，例如其中一个数据集为其他数据集解释、阐明或提供不同的信息），哪些是相互矛盾的（不一致或有分歧），或哪些结果在某些数据集中预期发生但实际没有发生（无反应）。三角互证法提供了一种透明和有条理的方法来思考不同方法的结果如何相互影响。在完成这个过程之后，研究团队将从整个混合方法研究中产生一组 meta 推论（Teddlie and Tashakkori，2009）。

11.2.2 应用"线索追踪法"在结果和数据集间操作

采用这种方法时，每个定性和定量数据集都是分开分析的。问题可能来自其中一个数据集，而这个问题可以通过对另一个数据集的进一步分析进行探究。这个分析的结果可能会引发进一步的问题，然后这些问题又可以在第一个数据集中进行探讨。这种思考和分析的"线索"（Moran-Ellis et al.，2006）可能会在数据集之间多次来回。在定性研究和 RCT 的背景下，线索可能很短，并被用来生成和验证研究假说。这种情况下，假说从定性研究中生成并在 RCT 数据集中验证。如果研究团队返回到第一个数据集来优化假说并采用 RCT 数据集重新验证，则这一线索可能会更长。

11.2.3 应用混合方法矩阵进行数据整合

混合方法研究的一个独特之处在于，仅少量的 RCT 研究对象参与了定性研究，同时获得定性和定量数据。例如，对一项 RCT 干预组的部分研究对象进行深度访谈，同时也收集这些研究对象的结局指标数据。这些数据可以展示在一个矩阵表格中，行是每一个 RCT 的参与者（病例），列是收集的不同数据（变量）。可比较每一个个案的定性和定量数据，然后在个案间寻找模式。这个技术被应用于定性研究中，也能较好地应用于混合方法研究中。

11.3 不同整合方法举例

在涉及定性研究和 RCT 的研究中，有多种整合方法。下面描述了 8 种整合方法，并且给出了其中几种方法的详细示例。

11.3.1 解释 RCT 的结果

一种常见的在 RCT 中应用定性研究的目的是解释 RCT 的结果（图 11.3 中的整合 A 或 C）：

◆ **如果在 RCT 中干预措施显示出较大的效应值**，那么了解干预措施是如何起作用的很重要，以便真实世界的实践者能够实现干预发生作用的机制，并在应用中取得类似的结果。RCT 中结局效应值较大可能和研究情境有关。定性研究可以发现干预措施发生作用的机制，从而使其在 RCT 后得以重复，也可以找出重要的情境问题，以便不同情境中的实践者思考获得类似结果的可能性。

◆ **如果在 RCT 中干预措施未能显示出效果**，那么了解这种无效的原因是干预措施本身的作用机制较差，还是研究未能按计划实施，这可以指导研究者未来开发有效的干预措施。

◆ **如果在 RCT 中干预措施的效果比较小**，可以思考是否以及如何改进干预措施以实现更好的效果。例如，某种类型的研究参与者可能没有参与干预，则可以得出以下假说，即将目标人群进一步缩小范围可能会增加干预措施的效果。

11.3.1.1 解释主要结局：三角互证结论

本书中的一些例子详细介绍了如何应用定性研究来解释 RCT 的结果。在第 10 章框 10.1 的例子中，Campbell 等（2015）通过过程评价来解释 RCT 为什么无效。他们指出，教师对干预措施缺乏热情可能导致干预措施实施较差。

在使用定性研究来解释 RCT 结果时，研究人员通常不会详细描述他们的操作步骤。第一步是分析定性数据，或混合方法过程评价中的定性和定量数据。这个分析在得知 RCT 结果之前进行（Moore et al.，2015；Oakley et al.，2006）。然后分析 RCT 的数据。接下来，撰写期刊文章或报告中的相关章节，其中定性研究的结果以解释 RCT 结果的方式来撰写。为此，研究人员需要对定性研究和 RCT 的结论进行三角互证。也就是说，他们会思考每个数据集的结论是否一致，是部分一致还是完全不一致，然后思考为什么会出现这种情况。

11.3.1.2 一致

定性研究结果可能与 RCT 完全一致。在框 11.1 的例子中，定性研究小组在 RCT 结果公布之前为团队的多数成员撰写了定性研究结果报告草案。定性研究小组在此阶段得出的结论认为，考虑到干预措施的优缺点，该干预可能有些效果，因为受访者描述了与干预措施相关的健康改善，并且干预也基本上按计划在执行。然而，定性研究结果还发现，干预措施的实施和研究的背景环境存在一些显著的问题，这似乎对干预产生了不利影响。这与 RCT 结果一致，即效应比较温和。在撰写定性研究的期刊文章时，该团队报告了这种结论的趋同，

框11.1 举例：在RCT和定性研究结果中应用改编的三角互证方案

RCT 结果

一项有关远程医疗干预的 RCT 发现它在降低心血管疾病的整体风险方面无效：调整后的比值比（odds ratio，OR）为 1.3，95% 置信区间为 1.0 ~ 1.9（Salisbury et al., 2016）。高血压和体重这两个个体危险因素有所降低，而高胆固醇或吸烟这两个危险因素则没有改变。一些中间指标有所改善，如饮食、身体活动、药物依从性，以及对获得护理、接受治疗和协作护理的满意度。参与者接受干预越多，效应值越高。

定性研究结果

一项嵌入式定性研究与 RCT 同时开展。该定性研究访谈了 21 名研究实施人员或为研究对象提供医疗保健服务的工作人员，12 名接受 RCT 中干预措施的研究对象（O′Cathain et al., 2016）。结果显示，干预组研究对象的访谈结果显示其局的改善归因于干预措施。关键的作用机制是有改善特定危险因素的动机，根据个人需求调整干预措施，以及干预实施人员积极热情地持续提供服务。这些因素鼓励研究对象积极参与干预。尽管大部分干预措施按计划实施，但在 RCT 的早期阶段仍然存在问题：执行干预措施存在技术困难，针对个体患者需求的干预措施缺乏连续性。此外，一些患者参与 RCT 的动机是为了总体上改善健康或利他主义，而不是通过改变生活方式以消除某一特定危险因素。研究实施人员认为这些没有特定动机的患者参与到干预组对他们来说是具有挑战性的。最后一个问题是，初级卫生保健医生缺乏参与的积极性。

改编的三角互证方案

将三角互证方案的改编版本应用于这些发现。完整的三角互证方案需要评估不同研究方法得出的研究结果的质量，而这点并未严格执行（表 11.1）。此外，研究者认为结果互补而不是部分一致可能更有助于找出可能的解释。

表11.1 改编的三角互证方案举例

主题	RCT	定性研究	一致、互补、相互矛盾、无反应
心血管疾病整体风险的变化	一些指标有改善，但是还不确定：OR=1.3（1.0~1.9），P=0.08	一些受访者对干预措施及其如何消除危险因素持正性态度。他们描述了干预实施时连续干预、充满热情和个体化调整的重要性。然而，存在以下问题：一些受访者发现这些干预措施对他们来说没有任何用处，因为他们不想改变或不喜欢这种机械的实施方式；在RCT开始时存在技术问题和延迟；与全科医生的合作仅部分达到预期	一致性：定性研究和RCT这两组数据都显示出结局的改善（应该认识到RCT的优势是测量结局改善效应的大小，而定性研究的目的并不是这个）互补性：定性研究的结果解释了为什么有些患者参与干预而其他患者没有参与
血压的平均值	下降	一些患者谈论到监测血压是干预的一部分，从而识别高血压并服用药物或调整药物剂量	一致
平均体重和体质指数	下降	一些患者通过参与RCT来减重。这些患者描述他们少吃、多运动并且成功减重。他们描述了想向研究实施者展示他们如何根据研究中的建议改变了生活方式	一致 互补性：定性研究识别出为什么有些人能成功减肥——他们有动力并且感觉到他们喜欢的人可以看到他们的进步
胆固醇	没有变化	没有相关信息	无反应
吸烟	没有变化	实施者描述了吸烟的患者通常没有戒烟动机。定性访谈中的吸烟患者也表示没有戒烟的动机	一致 互补性：定性研究发现了改变的动机在作用机制中的重要性
饮食	改善	一些患者叙述进食减少，特别是在RCT开始前有减重的动力时	一致 互补

表11.1　（续表）

主题	RCT	定性研究	一致、互补、相互矛盾、无反应
身体活动	改善	一些患者描述了在干预实施人员的激励下进行了更多锻炼	一致 互补性：定性研究显示了干预实施人员在促进行为改变方面的重要性
用药依从性	改善	一些患者描述了他们会被送去和全科医生讨论高血压的用药	一致
对治疗和护理可及性的满意度	改善	一些患者很喜欢这项服务，并认为其填补了服务缺口。另外一些人则认为干预是没用的，因为他们不想改变生活方式	一致 互补性：定性研究发现，一些患者认为现有服务存在不足，而干预措施填补了这个缺口。这一背景因素对在其他环境中实施干预的效果有潜在影响
护理协调	改善	一些患者希望他们的全科医生能够对干预措施以及他们在干预中的效果更加关注	可能矛盾的证据
自我管理技能	没有变化	一些患者描述了干预是如何帮助他们管理自身健康的	相互矛盾。RCT中用于测量自我管理技能的工具是否过于泛泛？或者定性研究中的受访者对自我管理的定义是否与RCT中测量的有所不同？
生活质量	没有变化	一些患者描述了生活质量的改善，特别是精力更充沛了	相互矛盾。使用的测量工具是否过于泛泛？或者干预在这方面是否只对部分人有影响？

表11.1 （续表）

主题	RCT	定性研究	一致、互补、相互矛盾、无反应
远程医疗的进一步应用	没有变化	没有提到	无反应或一致，因为在定性研究中没有对此进行讨论，并且RCT中也没有变化的迹象
不良事件	干预组中有一人因低血压住院治疗	一名受访者在减肥后因低血压去看全科医生	一致

经作者授权转载。
Source：data from Salisbury，C.，et al.（2017）'An evidence-based approach to the use of telehealth in long-term health conditions：development of an intervention and evaluation through pragmatic randomised controlled trials in patients with depression or raised cardiovascular risk'. *Programme Grants for Applied Research*，No. 5.1. Copyright © 2017.

然后对定性研究结果进行了重组，以简明扼要地讲述为什么会发生这种情况（O'Cathain et al.，2016）。关于趋同性结论，以下3种情况将影响文章关注的焦点：

◆ **RCT显示出较大的效应，同时定性研究得出结论认为干预是可行和可接受的。** 此时，期刊文章可侧重于阐述作用机制和研究实施的情境对结果的贡献，以便于实践者将这种效果转化到真实世界中。

◆ **RCT结果显示干预的效应较小，且定性研究结果显示干预措施可行且可接受，但是存在干预作用机制、实施或环境方面的一些问题。** 在这种情况下，期刊文章可以聚焦于作用机制以及如何解决问题，从而改善干预在将来应用时的效果。

◆ **RCT结果显示干预无效，且定性研究发现了与预想的干预作用机制、实施或环境有关的实质性问题。** 在这种情况下，期刊文章可以关注干预措施开发人员在未来的评价中如何改进此类干预，或者关注干预的哪些特征可能会被证明更有效。

11.3.1.3 部分一致或不一致

定性研究结论可能与 RCT 结果不完全一致。RCT 的优势在于对结局的测量，定性研究的优势在于理解研究过程。必须始终牢记两种方法的不同优势。关于部分一致或不一致的结论，有两种可能的情况：

◆ **RCT 结果显示无效，但在定性研究中，干预实施和接受人员均对干预措施持非常积极的态度。**研究小组需要思考为什么会出现这种情况。他们需要思考 RCT 和定性研究的质量，以及这两部分研究样本的可比性。Moffatt 等（2006）在一项关于全科诊所提供福利建议的干预研究中，就发现定性研究与 RCT 预实验的结果之间存在差异。尽管 RCT 预实验没有显示出有统计学意义的功效，但是中间结果也没发现有效的改变。然而，定性研究中的受访者讨论了他们从福利服务中获得的额外资金对其生活质量的重要性。研究小组思考了造成这种差异的很多原因，包括定性研究可能仅从具有积极体验的研究对象中选择样本。他们得出的结论是，这种差异很可能是由于将接受福利的信息上报到相关机构和参与者获得资金之间的时间延迟比预期的要长，因此 RCT 参与者收到福利金是在主要结局指标测量之后，所以没有在定量结局测量中体现出所获资金对生活质量改善的影响。

◆ **RCT 结果显示出较大的效应，但定性研究却发现了干预实施有重大问题。**原因很可能是干预措施非常有效，即使其实施有重大问题也不会过度减少其效应。然而，为什么会出现这种差异仍然是值得我们思考的问题，并再次思考 RCT 和定性研究的质量，以及每部分研究中所选样本的可比性。

11.3.1.4 解释次要结局：研究结果的三角互证

除了解释 RCT 的整体结果外，还可以选择使用定性研究来探究为什么会产生或不产生某些次要或中间结局。在第 10 章框 10.1 的例子中，虽然 RCT 的主要结果没有变化，但研究对象自我报告的高能量饮料、零食的消费量，以及观看屏幕的时间都有所减少。这些是过程评价的具体发现。

改编的三角互证方案可用于帮助解释 RCT 中次要结局的变化。框 11.1 列举了采用该方案的一个例子，它基于一项研究所发表的系列论文。在该研究中并未使用改编的三角互证方案，因此在已发表文章中也未提及相关内容。但是该技术被回顾性地用来分析应该如何在此研究中使用三角互证法。三角互证法的应用有两个好处。首先，这个方法会产生核查的痕迹。其次，它可以帮助研究人员有条不紊地进行整合，不会使 RCT 和定性研究中一致或者不一致的发现被掩盖。

11.3.2 探索 RCT 中的异常发现

在 RCT 中可能有异常发现，例如本来预期主要或者次要结局是减少，而研究结果却显示为增加。这时可以通过探索已经收集的定性数据，或者在已知 RCT 结果后进一步收集定性数据，来解释这一异常发现。Munro 和 Bloor（2010）讨论了在 RCT 预实验中解释异常发现的挑战，即没有时间或经费开展进一步的定性研究以探索 RCT 的异常发现，这使他们对这一异常结果的解释难以确认。他们提醒，不要期望定性研究或过程评价可以解决 RCT 中产生的所有问题。

11.3.3 探讨定性研究与 RCT 数据或结果之间的差异

如前面 11.3.1 节所述，定性研究和 RCT 结果之间并不总是一致的。在从同一个研究对象获得定性和定量数据时也如此。例如，Campbell 等（2003）构建了一个矩阵，比较了 RCT 主要结局的变化与同时进行的定性研究中每个受访患者对主要结局变化的感知。也就是说，如 11.2.3 节所述，他们使用矩阵进行了数据整合。他们发现同一个体的两个结果之间存在许多差异，这就提出了为什么会出现这种情况的问题。例如，一些患者的 RCT 主要结局指标数据没有变化，但在定性访谈中他们描述了健康问题大幅改善。

关于这种差异，不仅要识别，更重要的是理解为什么会发生。

Fielding 和 Fielding（1986）称之为"明显的方法间差异"，因为对那些看上去有差异的结果很可能存在解释。探索可能的解释可以进一步深入了解所研究的问题。Moffatt 等（2006）深入调查了 RCT 预实验和定性研究结论之间的明显差异，这对他们提出疗效评估的 RCT 具有重要意义。稍后将在本章的框 11.2 中列举探索差异的示例。

框11.2 举例：应用三角互证方案比较一项RCT过程评价中的定性和定量结果

Tonkin-Crine 及其同事（2016）在一项以在临床实践中减少抗生素处方率为目的的析因整群 RCT 中进行了过程评价。过程评价包括对 RCT 中 346 名全科医生（general practitioners，GP）和 2886 名患者的调查，以及对 RCT 干预组中 66 名全科医生和 62 名患者的定性访谈。这 4 个数据集的发现发表在 3 篇同行评议的期刊文章中，分别报告了①调查结果，②对全科医生的定性访谈结果，以及③对患者的定性访谈结果。然后，团队使用三角互证法将这些发现结合起来，看看是否可以有进一步的见解。由 3 名团队成员总结确定每个数据集的主要发现。然后将这 74 个发现进行比较，以思考成对结果之间一致、部分一致、不一致或无反应。作者报告说，三角互证方案很容易实施，并且产生了新的发现，提供了对原始发现的新见解。将两个定性数据集中明显不一致的研究结果进行整合之后产生了一个新的发现。全科医生似乎高估了通过诊断试验使患者相信他们不需要抗生素的必要性，因为患者报告显示，他们对全科医生给出的无需进行诊断试验的处理意见感到满意。

Source：data from Tonkin-Crine，S.，et al. and on behalf of the GRACE INTRO/CHAMP consortium．（2016）．'Discrepancies between qualitative and quantitative evaluation of randomised controlled trial results：achieving clarity through mixed methods triangulation'．*Implementation Science*，Issue 11，p. 66. Copyright © Tonkin-Crine et al. 2016.

11.3.4 整合过程评价的定性和定量结果

过程评价可能涉及许多数据集，包括：每个参与者在多大程度上接受了干预措施的常规数据；作为 RCT 调查问卷的一部分收集的有关过程的数据，例如对干预的满意度；对干预实施人员的调查；对干预措施的非参与式观察；与实施人员和患者进行深入访谈。三角互证法可用于整合所有这些数据集的结果（图 11.3 中的整合 B）。Tonkin-Crine 等（2016）详细描述了他们的做法，包括识别每个数据集关键发现的方法、考虑不同数据集结果之间关系的团队工作（见框 11.2）。这一研究在第 9 章的图 9.1 中有更详细的描述。他们在文章的附录中发表了一致性的编码矩阵；这可以作为用来进行核查的详细记录，并用于读者评估整合所得推论的质量。

任何指导干预或评估的理论（见第 6 章）都可以用来构建主题的一致性编码矩阵，例如规范化过程理论。过程评价功能也可用于此目的，例如过程评价框架中的背景、实施和影响机制（Moore et al., 2015）或保真度、干预剂量、接受程度等维度（Linnen and Steckler, 2002）。

11.3.5 综合整个评估的结果

三角互证法可以应用于 RCT 和过程评价的大量数据集（图 11.3 中的整合 C）。Hutchings 等（2016）由于尚未发现现成的适用于其所研究的复杂干预的评估方法，因此开发了一种替代三角互证法的方法。这种方法称为 MATRICS，应用于包括 RCT 和定性研究在内的 10 种方法的评估情境下。这种方法要求研究团队确定 3 个层面：第一，基于研究目的和目标，所有干预措施的潜在影响；第二，使用的所有评估方法；第三，所有的研究发现。他们在已发表的期刊文章中展示了一个应用的例子。

11.3.6 探讨 RCT 结果的变异

Oakley 等（2006）开展的研究显示了如何使用过程评价来探索 RCT 结果与干预实施程度和质量之间的关系。在整群 RCT 中，一些群组可能具有比其他群组更大的效应，这就引发了为什么会出现这种情况的问题。例如，Hoddinott 等（2010）开展了一项母乳喂养的整群 RCT（研究细节可参见第 4 章框 4.3）。在一项多个案研究中，他们将 RCT 中每个群组的效应以及群组中的定性发现作为一个个案。然后，他们考虑了各群组之间员工态度和资源的差异是如何解释这些群组之间母乳喂养率这一主要结局指标的差异。不过，没有展示如何进行这种整合，但很可能使用了某种形式的矩阵来显示每个群组的结果。

在开始研究前先制定出探索结果变异的计划是很有帮助的。在一项评估产科护理中循证宣传单页干预效果的群组 RCT 中，由于没有预先计划，因而没有同期进行民族志研究的资料收集和分析（Stapleton et al.，2002），也就无法探索 5 个群组效应之间的差异（O'Cathain et al.，2002）。

同样，在个体水平的 RCT 中，一些参与者的结局指标改善了，而另一些参与者没有改善。可以在得知 RCT 结果后，从对 RCT 干预反应程度不同的研究对象中选择受访者进行定性研究，来解释为什么会发生这种变异。

11.3.7 定性研究后进行亚组分析

Oakley 等（2006）展示了过程评价如何识别出亚组，并在 RCT 的数据中进行亚组分析。在已发表的 RCT 方案中，研究人员通常预先指定分析的亚组。然而，定性研究可以在 RCT 结果出来之前产生更进一步的假设。这是 11.2.2 节中描述的"线索追踪"的一种形式。框 11.3 展示了这方面的一个例子，它是框 11.1 中例子的延伸。

11.3.8 了解调节变量和中介变量

定性研究产生的假设可能与调节变量和中介变量有关。调节变量是影响两个变量之间关系的变量，例如影响干预与主要结局之间关系的年龄等基线协变量。因此，在框 11.4 的示例中，潜在的调节变量是受教育程度。中介变量不影响两个变量的关系，但处于因果路径中。例如，减肥动机会影响一项 RCT 研究中的体重减轻程度；此例中的中介变量表现为，研究对象由于这种动机而影响参与 RCT，又进而影响减肥效果。定性研究可以识别出新的未在现有理论或逻辑模型中记录的中介变量，或挑战某一中介变量在某个理论中的重要性。

RCT 和过程评价中收集的部分定量数据可用于探索中介变量（Oakley et al.，2006；Emsley et al.，2010）。

框11.3 举例：生成新的假说——"线索追踪"的一种形式

　　评价通过远程医疗减少心血管疾病危险因素的研究方案（Thomas et al.，2014）规定，研究结果将根据不同年龄、性别、基线时心血管疾病风险及基线可调整危险因素类型（高血压、肥胖和吸烟）分析结果。它还指出，可以通过过程评价确定其他感兴趣的亚组，并与数据监查委员会和试验指导委员会讨论确定对其他亚组的分析，报告所有分析结果。在已发表的报告 RCT 结果的文章中，亚组分析未发现差异有统计学意义（Salisbury et al.，2016）。这是由于缺乏统计学效能。然而，也有迹象表明存在一些差异：基线超重人群的 OR 值为 1.7，而其他人群的 OR 值为 1.1。这种由肥胖引起的差异迹象得到了定性研究的支持，该定性研究发现参加 RCT 的人有减肥动机，并采取了减肥行动，也减轻了体重。同样，吸烟者的 OR 值为 1.1，非吸烟者的 OR 值为 1.4；定性研究发现，吸烟者缺乏戒烟或参与干预的动机。在该研究已发布的报告中，通过定性研究产生了亚组分析，然后在 RCT 结果已知后进行验证（Salisbury et al.，2017）。这被称为"嵌入式定性研究所建议的事后亚组分析"（P.160）。不过差异也没有统计学显著性。还有一种分析认为问题更严重的人更有可能从干预中受益，即类似于预先指定的亚组分析。如前文所述，减重者显示出了差异迹象。另一个分析是那些有比较强的动机加入 RCT 的研究对象会表现出更好的结局。对于基线中参与研究的低内在动机组和高内在动机组，OR 值分别为 1.3 和 1.4，没有显示出统计学差异。还有一个分析是患者需要做出相当大的努力来改变他们的生活方式，而通过处方用药来降低高血压则只需要付出较少的努力。预期血压改变的效应值将高于生活方式改变的效应值。

Source：data from Salisbury，C.，et al.（2017）'An evidence- based approach to the use of telehealth in long- term health conditions：development of an intervention and evaluation through pragmatic randomised controlled trials in patients with depression or raised cardiovascular risk'. *Programme Grants for Applied Research*，No 5.1. Copyright © 2017.

> **框11.4　举例：定性研究生成假设并探讨研究结果的差异**
>
> 　　一项与实用性 RCT 同期开展的定性研究提出了一个假设，即与受教育程度较高的女性相比，受教育程度较低的女性从决策援助中受益更多（Protheroe et al., 2007）。当在 RCT 数据中进行验证时，结果相反。然后，作者在讨论中探讨了这种差异。他们考虑了 4 种可能的解释：定量分析的统计学效能不足，定性研究中的样本存在选择偏倚，不同受教育程度的女性对结果的解释存在差异，定性研究和 RCT 数据集的结果有不同的含义。他们认为，最可能的解释是两种研究的结果具有不同含义：定性研究中受教育程度较低的女性报告她们通过干预得到更多的赋权（empower），而 RCT 中的结局测量并没有考虑赋权的问题。
>
> Source：data from Protheroe, J., et al.（2007）'The use of mixed methodology in evaluating complex interventions：identifying patient factors that moderate the effects of a decision aid'. *Family Practice*，Volume 24，Issue 6，pp. 594-600. Copyright © 2007.

11.4 面临的挑战和潜在的应对方案

　　整合不一定是简单直接的。下文探讨了实现整合所面临的挑战，并尽可能提供潜在的应对方案。

11.4.1 整合的可信度

　　在进行整合时，需要仔细考虑整合的过程。可能会出现研究者偏倚，这可以通过两种方式解决。

◆ 首先，通过保证整合的透明度来解决。评估团队应该制定清晰的分析计划，考虑整合的方法和时间安排。在分析定性研究之前，可能无法制订详细的整合计划。但清楚地表明在 RCT 结果出来之前分析定性数据可增加可信度。如框 10.1 和框 11.1[*] 的例子所示，这被视为一项基于学校干预以改善儿童生活方式的研究项目中过程评价的优势（见框 10.1）。如果研究假说是

---

[*]译者注：框 11.1 中的例子并无相关内容，但原著如此。

验证不同亚组的有效性，那么重要的是记录生成这些假设的时间在 RCT 数据分析之前，并记录确切的假设。向试验指导小组正式提交定性研究产生的关键亚组分析也将有助于提高透明度（见第 15 章）。一些亚组分析可能已经预先在方案中明确，这种情况下，不论怎样，对这些亚组都将进行分析，此时定性研究将有助于解释这些定量研究的结果。尽管这些亚组分析是在 RCT 数据分析之前进行的，但更多的团队成员可能会将其视为事后分析并坚持给它们贴上这个标签。

◆ 其次，围绕整合可能面对的任何潜在挑战进行反思和批判。例如，对分析结果可附上一定的注意事项。当研究人员在定量数据集中发现统计学意义之后，可进行"线索追踪"。潜在的解决方案是将此研究作为探索性分析，再通过另一项研究对此假设做进一步的验证。团队成员集体讨论研究计划、方法和研究结果将有助于这种反思。如果多位团队成员参与整合，这会更有帮助。例如，进行过程评价的 3 位研究人员作为一个团队开展整合工作，在三角互证法中寻求共识（Tonkin-Crine et al.，2016）。

11.4.2 具备整合的资源

定性和定量数据或结果的整合发生在两个数据集分析之后。这在更广泛的混合方法研究中被描述为整合的"第三次努力"（Morgan，1998）。对 RCT 统计学家来说，在研究繁忙的时候生成需进一步检验的假设可能被视为额外的工作，而且不受欢迎。这个资源问题可以通过在研究开始时与广泛的团队成员共同计划整合并将其纳入相关成员的工作量和时间表中来解决。

11.4.3 具有相关的定量数据

从定性研究中产生的研究假设，在 RCT 数据中可能没有确切的变量数据来进行定量验证。这种情况下可以测量替代变量。但是替代变量的一个问题是，如果发现定量数据分析结果支持无效假设，那么很容易将其解释为这一替代变量不能准确反映定性研究中发现的问题。

11.4.4 具有可以检验假设的统计学效能

当整合涉及研究假设的产生和验证时，定量数据的统计学效能不一定能满足。但这不应被视为不做假设检验的原因。有时候可能确实未发现有关联的迹象，而有时候亚组之间的效果大小可能会有比较大的差异。后一种情况必须谨慎对待，但在将来的研究中去验证这一假设时可能会信心更足。

11.4.5 谁来进行整合

整合可能很困难，因为部分团队成员可能不想对定性研究产生的结果采取行动。可能无法及时获得这些定性研究结果；定性研究结果可能在某些团队成员如项目负责人看来没有可信度；实施 RCT 的团队可能会坚持某一特定路径的干预和 RCT，并且不愿意偏离这一路径；或者，定性研究可能挑战了既定的思维和实践方式。为了促进整合，整个评估团队可能需要应用与定性研究相关的灵活方法（Hesse-Biber，2012）。这将在第 14 章中详细讨论。

11.4.6 整合的发表

过去，很少有明确整合了定性研究和 RCT 的研究发表（Lewin et al.，2009）。这可能与期刊所要求的发表结构有关（见第 12 章）。研究人员需要努力去发表整合研究的文章。例如框 11.1 中的例子，两篇 RCT 文章发表后，定性研究的部分才在同行评审的期刊发表。定性研究部分的文章标题和摘要都清楚地表明，其目的是解释两项 RCT 的结果（O' Cathain et al.，2016）。每项 RCT 的结果都在定性研究的文章中进行了总结（O' Cathain et al.，2016）。然而，定性研究产生的亚组分析与定量统计分析的整合并未在后期的任何期刊发表，仅在最终的研究报告中进行了报道（Salisbury et al.，2017）。这可能是由于研究团队没有时间发表更多文章，或者由于统计推断不能推翻无效假设而觉得没有什么令人兴奋的故事可讲。

11.4.7 进行因果推断

定性研究可以帮助研究者对 RCT 的结果提供最好的解释，但它无法进行 RCT 干预和结果之间的因果推断。因此，需要注意语言的表述，在研究报告中都要表达出一定程度的不确定性。

11.5 要点回顾

◆ 整合包括在研究的可行性探索阶段开展定性研究，以改进干预措施或 RCT 的流程。这里面临的主要挑战是保持整合方式以及参与人员的透明性。
◆ 定性研究与 RCT 的结论、结果和数据之间可以进行整合。
◆ 过程评价中可以进行整合，也可以在过程评价和 RCT 之间进行整合。
◆ 应用混合研究方法中通用的整合技术是有用的。

11.6 思考问题

◆ 你打算采取哪些整合方法？
◆ 谁需要参与整合？在哪个阶段参与？
◆ 在哪里发表整合相关的文章？

延伸阅读

Farmer, T., Robinson, K., Elliott, S.J., Eyles, J. (2006). Developing and implementing a triangulation protocol for qualitative health research. *Qualitative Health Research*, **16**, pp. 377–394. doi: 10.1177/1049732305285708

Bazeley, P. (2009). 'Analysing mixed methods data' In: Andrew, S., Halcomb, E.J., (eds) *Mixed methods research for nursing and the health sciences*. Wiley-Blackwell, pp. 84–118.

O'Cathain, A., Murphy, E., Nicholl, J.P. (2010). Three techniques for integrating qualitative and quantitative methods in health services research. *BMJ*, **341**, pp. 1147–1150. doi: https://doi.org/10.1136/bmj.c4587.

12

发表期刊论文

概览

阅读本章以了解：

◆ 混合方法研究论文发表的不同形式

◆ 明确定性研究论文的研究假说

◆ 选择期刊

◆ 关于论文中应包含的关键要素的指南

◆ 面临的挑战和可能的应对方案

12.1 引言

本章主要介绍在同行评议期刊上发表定性研究论文的相关内容。研究者可以在一篇论文中仅报告定性资料分析结果，或者同时报告过程评价中定量和定性分析结果，抑或同时报告定性研究和 RCT 的结果。即使仅发表定性研究结果，撰写这类论文也很有挑战性。研究者需要考虑以下几点：发表论文数量、论文的研究假说 / 侧重点、期刊选择以及定性研究对 RCT 研究的影响。本章对发表定性研究论文的要点提供了一些指导，这些指导原则仅适用于在 RCT 研究中开展的定性研究。

12.2 论文发表的不同形式

论文发表的形式可能取决于研究中的混合方法研究设计：

◆ 在**序贯设计**中，即定性研究在 RCT 研究之前进行，定性研究的结果适合单独发表，且发表时间一般早于 RCT 研究结果的发表。论文的结论可以包括定性研究对后续 RCT 研究的影响。

◆ 在**平行设计**中，即定性研究与正式 RCT 同时进行，定性研究可能作为过程评价的一部分。针对这种情况，研究者有多种选择，这些内容将在 12.2.1 节至 12.2.4 节中阐述。

12.2.1 混合方法研究与单一方法研究的发表

定性研究的结果有时和 RCT 研究结果发表在同一篇论文中（混合方法论文）。这往往发生于 RCT 研究预实验或小型单中心 RCT 研究的背景下。实际上，单独发表定性研究结果的情况更常见。这使研究者有足够的篇幅提供 CONSORT 声明要求的报道 RCT 所必需的内容，并能详尽地报告定性研究结果。分开发表定性研究和 RCT 研究论文的缺陷是，读者可能无法将定性研究结果和 RCT 研究结果联系起来，除非研究者在论文中明确指出这些论文的关联。此外，也可以根据过程评价中定量和定性研究的结果来撰写混合研究方法的论文。

12.2.2 发表一篇论文与发表多篇论文

一项混合方法研究可以撰写多篇论文（参见表 12.1）。RCT 的研究结果通常单独发表，论文会报告主要结局指标和次要结局指标的相关结果。研究者可基于 RCT 的数据撰写其他论文，如中介分析显示干预的因果路径。论文中中介分析可能受定性研究的影响（见第 11章）；也就是说，定性和定量研究之间的整合可以用这样的形式发表。同样，一项定性研究也可以发表一篇或多篇论文。基于一项定性研究发表多篇论文的动力是研究团队想阐述多个研究假说。有时候仅通过一篇论文无法让读者了解所有的关键信息。例如，研究者会关注干预措施的机制问题，探讨干预措施的一个关键组成部分是如何在实施干预的过程中形成的，这有助于探讨在 RCT 以外的背景下干预措施的可转化性。研究者也会关注干预措施的可行性问题，这对解释 RCT 研究结果有重要意义（O' Cathain et al.，2013）。在表 12.1 中可以看到一项定性研究发表多篇论文的示例：一篇定性研究论文报告了研究人员实施干预措施的保真度，有助于解释 RCT 研究的结果；其他报告有利于改进类似研究中的干预措施。发表多篇论文的另一个潜在驱动因素是存在多个数据集。例如，对实施干预的医生的访谈和对患者的访谈结果可分开发表。当每篇论文的研究假说不同时，这可能是一个很好的策略。将研究分解成过多部分，或图方便而根据不同数据集发表多篇论文，可能会破坏定性研究中关键信息之间的联系。

12.2.3 RCT 研究过程评价中的定量和定性数据

当在过程评价中进行定量和定性研究时，一些定量数据可能会和 RCT 研究结果发表在同一篇论文中，尤其是研究人员实施干预的情况。而过程评价的定性研究结果可以单独发表。此外，来自过程评价的定性和定量结果可以发表在同一篇论文中（混合方法研究论文）。如何选择取决于研究者的意愿和目的。

12.2.4 发表论文的顺序——同时发表与序贯发表

RCT 研究和解释 RCT 研究结果的定性研究可以分别成文同时发表在同一期刊中，该期刊的读者可以同时阅读这些论文，并自行进行一些整合性分析。不过，在当今搜索电子资源以及电子期刊流行的时代，同时发表的形式可能意义不大。而且，有些期刊只发表 RCT 研究而不发表定性研究，因此在实践中同时发表 RCT 研究和定性研究也会面临挑战。

在不同的期刊上分别发表 RCT 研究和定性研究更为常见。在这种情况下，建议在每篇论文中清楚地将相关论文关联在一起，以便 RCT 研究论文的读者知道有一个可解释其结果的定性研究，并且可以轻松找到该论文，这一点很重要。论文的发表顺序也很重要。如果定性研究是为了更好地解释 RCT 研究的结果，那么它将在 RCT 研究之后发表，并将发表 RCT 研究的论文作为参考文献。在序贯发表中，有时一篇论文可能需要引用另一篇尚未发表的论文。在表 12.1 的示例中，作者通过在论文中引用即将发表的论文来解决这个问题。

定性研究会在 RCT 研究数据分析或结果解释、后续的 RCT 研究或类似干预等方面产生重要影响。这些结论在定性研究论文中至关重

表12.1 一项改善学龄儿童生活方式的混合方法研究发表多篇论文的例子（详见第10章框10.1）

论文	论文的重点	数据来源	发表时间	期刊	和其他研究结果的整合	引用的其他论文
1. Kipping 等 (2008)	使干预措施适应于英国	整群 RCT 研究的预实验	2008	Archives of Disease in Childhood	不适用	不适用
2. Law or 等 (2011)	RCT 的研究方案	无	2011	Trials	定性研究将有助于理解干预措施是如何产生效果的	1
3. Kipping 等 (2012)	了解在干预措施中添加新组分的可接受性和可行性	定性研究和定量评估结果	2012	Journal of Public Health	整合 RCT 预实验以探讨增加干预措施新组分的必要性	1
4. Lawlor 等 (2013)	RCT 统计分析计划	无	2013	Trials	未提及定性研究	2
5. Kipping 等 (2014)	RCT 的研究结果	RCT 研究数据	2014	BMJ	讨论中引用定性研究结果	1, 2, 3, 4
6. Jago 等 (2015)	为设计类似干预措施提供参考	过程评价：家长和教师访谈，学生群组访谈	2015	BMC Public Health	前言中介绍 RCT 研究的结果	1, 2, 3, 4, 5, 7 (同行评议中) 以及发表在大学网站的过程评价结果

续表

论文	论文的重点	数据来源	发表时间	期刊	和其他研究结果的整合	引用的其他论文
7. Campbell 等 (2015)	干预实施的保真度	过程评价中的定性研究和定量研究	2015	International Journal of Behavioral Nutrition and Physical Activity	对结果进行整合部分显示了 RCT 和过程评价结论的一致性	2、3、4、5、6 以及在其他地方即将发表的过程评价结果
8. Lawlor 等 (2016a)	中介分析	RCT 的定量数据	2016	BMC Public Health	无, 可能考虑了和定性研究结果的关联	1、2、4、5、9 (即将发表)
9. Lawlor (2016b)	报告整个研究	所有数据	2016	Public Health Research	同时报告所有定性和定量研究结果 定性研究可为将来的研究提供借鉴	所有相关文献

经作者授权后转载。

要，一般出现在摘要部分，以便读者可以看到定性研究结果对 RCT 疗效评估的重要性和与之关联性。无论是混合方法论文还是单独发表的论文，上述整合分析结果（定性研究对 RCT 研究的意义）在论文中都应明确指出。

12.3 明确论文的研究假说 / 侧重点

一篇论文很少能够报告一项定性研究中发现的所有问题。一篇论文或一系列论文研究假说的确定，应该充分考虑开展定性研究的目的、研究结果以及对现有知识体系的贡献。在一项研究中，解释 RCT 研究结果的关键点可能是研究人员无法按研究方案严格实施干预。而在另一项研究中，关键点可能是干预措施的某个组分对疗效的重要性。试图包含大量主题的论文会导致对分析不够深入。专注于单个或少数问题的论文可能能够帮助那些使用证据的人真正理解一个关键问题，即干预是如何或为什么起作用的。

12.4 选择期刊

几年前，关于 RCT 研究中开展的定性研究，每年发表大约一百篇期刊论文（O′ Cathain et al.，2013）。研究人员在各种期刊上发表了这类研究，研究者也总结了发表该类研究的期刊清单（O′ Cathain et al.，2014b）。选择发表定性研究的期刊可以从以下几方面考虑：

- ◆ 该期刊是否发表定性研究（有些期刊是不发表定性研究的）；
- ◆ 研究人员希望面对的读者人群（例如，关于减少抑郁症的干预措施的论文可以发表在心理健康期刊上）；
- ◆ 研究人员的学科（一些研究人员可以通过在社会学或心理学期刊上发表论文来提升他们在该研究领域的知名度，尽管某些期刊可能不会发表基于 RCT 研究开展的定性研究）（O′ Cathain et al.，2014a）；
- ◆ 该期刊在学科内的知名度。

12.5 关于论文中应包含的关键要素的指南

当利用混合方法研究的定性研究结果发表论文时，研究人员可以遵循 COREQ 报告规范进行定性研究论文的撰写（Tong et al., 2007）。然而，在基于 RCT 开展定性研究时，还需有进一步的考虑。研究者对基于 RCT 进行的定性研究论文的分析，促使了此类论文报告规范的形成，即《基于临床试验的定性研究：报告规范》（*QUAlitative Research with Trials: Excellent Reporting*）。基于该规范，行成了本书中介绍的 QUARTER2（见表 12.2）。它可以补充但不能取代定性研究论文报告指南（Tong et al., 2007）。

在发表混合方法论文时，可以参考《混合方法研究报告规范》（*Good Reporting of A Mixed Methods Study*，GRAMMS）（O'Cathain et al., 2008）。研究人员也可以参考 QUARTER2，用于混合方法研究中定性研究部分的撰写。

12.6 面临的挑战和可能的应对方案

尽管每年在国际期刊上发表的基于 RCT 的定性研究论文有大约一百篇（O'Cathain et al., 2013），一项针对英国相关研究人员的定性访谈发现，他们认为发表论文仍面临很大的挑战（O'Cathain et al., 2014a）。受访的研究人员列出了影响论文发表的主要问题，下文将重点讨论这些内容。

12.6.1 定性研究和 RCT 研究的论文地位不同

RCT 研究可能会在备受推崇的期刊上发表，从而使研究人员所在的单位和研究机构重视这些论文。而影响力特别大的期刊通常不接收定性研究的论文，导致定性研究的论文只能发表在影响力不是那么大的期刊上。最近在社交媒体上，有人质疑某顶级医学期刊关于他们不发表定性研究的立场（Greenhalgh et al., 2016））。期刊编辑对此的回应为：定性研究并没有较高的引用率，也没有对定量研究产生很大的

表12.2　定性研究期刊论文的报告指南：《基于临床试验的定性研究：报告规范》第2版（QUARTER2）

论文重点	选择报告的重点而非报告所有结果。详细描述单个问题比粗略介绍多个问题更有意义
研究问题的合理性	解释论文选择上述重点的理由。论文中主要问题的重要性、问题如何产生，及其出现时间与 RCT 研究阶段的关系。这为研究结果提供了背景。在摘要中陈述开展此研究的理由，例如解释 RCT 研究结果
明确论文分析的目的	在论文的摘要和主体中明确论文分析的目的。有时研究的初衷是"探索患者的观点"，但将分析的重点放在"干预的可行性"上（见第 8 章）。明确这一点有助于读者理解研究结果
评估设计	使用混合方法设计或评估框架，如用于开发和评估复杂干预措施的 MRC 框架（见第 2 章），将研究纳入总体研究设计中
RCT 研究	描述 RCT 研究与定性研究相关的信息。如果目的是解释 RCT 研究结果，那么在论文的摘要和正文中总结 RCT 研究结果。如果 RCT 研究的名称有英文缩写，则需要给出缩写词。这可以让读者将来自同一研究的论文联系起来，并了解定性研究对特定 RCT 研究的意义。这也为定性研究提供了关键背景，并可能影响其解释
抽样	描述定性研究是在干预组进行还是在对照组进行，还是在两组都进行（见第 9 章）
资料收集	描述何时进行定性资料收集，例如在干预的中期、在干预结束时或在主要结果被测量后
分析	描述何时进行定性研究以及是否在 RCT 研究结果已知之前进行定性研究（见第 10 章）
平衡	在混合方法论文中为定性研究留出足够的篇幅
结论和意义	在摘要和讨论部分报告定性研究对特定 RCT 和未来 RCT 的意义。使定性研究对不同利益相关者而言的意义明确，这些利益相关者包括试验者、干预实施者、医疗卫生服务提供者和患者
参考文献	参考混合方法评估的早前和后续论文，以便读者找到这些证据并理解当前论文与整个研究所产生证据的契合程度

经作者授权转载。

影响（Loder et al.，2016）。第 1 章框 1.1 展示了定性研究与 RCT 研究相结合的例子，用证据驳斥了上述观点：定性研究发现了现有服务存在的问题，并促进了不同国家的新政策改革，从而挽救了许多生命。定性研究与 RCT 相结合具有重要意义，且这一点也得到研究团体的认可（见第 16 章关于定性研究影响的进一步讨论），但是不发表定性研究的期刊政策仍是我们面临的挑战。

12.6.2 不被发表

基于 RCT 进行的定性研究可能无法在同行评审的期刊上发表（Lewin et al.，2009）。这可能是因为这些论文并不是这些期刊的首选——RCT 研究论文通常才是重点——或者是因为外部资助的研究人员提早结束这些研究以投入到其他研究，或者是研究团队的所有成员都投入到其他研究，以致没有时间去发表他们认为不那么重要的论文（O′Cathain et al.，2014b）。研究人员撰写论文时可能面临的挑战是他们的论文与在期刊中通常看到的论文类型不同，特别是他们为准备 RCT 研究进行的定性研究。由于干预制定过程的迭代性质，对在制定阶段进行的定性研究而言论文可能更难撰写。面对这一挑战，可能的解决方案是在撰写论文之前搜索类似的论文，并参考 12.5 节中描述的 QUARTER2 指南。发表定性研究通常很重要，因为它可能对有相似干预的 RCT 具有重要意义。

12.6.3 选择正确的时机

12.2 节介绍了混合方法研究序贯发表论文的情况。为了按正确顺序发表论文，并且不拖延后续论文的发表，研究人员可能会发表没有引用 RCT 研究的定性研究论文。针对这个问题，研究团队应该在研究早期制订发表论文的计划，并在整个研究中遵循这一计划，以便尽快发表定性研究，并为正在进行或未来开展的 RCT 研究提供明确的信息。

12.6.4 缺乏专业知识

期刊论文的撰写并不简单。由于与其他论文相关联，基于 RCT 研究进行的定性研究论文面临独有的挑战。基于定性研究的论文可能被分配给资历尚浅的研究人员撰写，其中一些人可以写出高质量的论文，而有些人则很难写出令人信服的论文。与此相反，RCT 研究的论文通常由主要研究者撰写，其通常是一名资深研究人员。定性研究领域专家的参与可能有助于确保定性研究论文具有较高质量。

12.6.5 写一篇混合方法研究的论文

如果研究人员选择将 RCT 研究和定性研究写在一篇论文中，则可能会在方法和结果的写作顺序以及论文中使用的语言方面面临挑战（O′Cathain，2009）。混合方法研究论文的报告指南可能会对研究人员有所帮助（O′Cathain et al.，2008）。

12.7 要点回顾

◆ 一项混合方法研究可产出多篇论文，包括定性研究论文和混合方法研究论文。

◆ 在 RCT 背景下进行定性研究对于产生疗效证据具有重要价值。定性研究对特定 RCT 研究和未来 RCT 研究的意义可以在论文摘要中明确说明。

◆ 《基于临床试验的定性研究：报告规范（第 2 版）》（QUARTER2）可指导研究人员撰写定性研究论文。

◆ 一些高影响力的期刊不发表定性研究，这可能会在为发表定性研究论文提供资源方面产生影响。如果定性研究对干预有效性的证据有意义，那么发表定性研究论文是很重要的。

12.8 思考问题

◆ 定性研究的主要信息是什么？这些结果对不同的读者会有不同的影响吗？这对于要发表论文的数量有何影响？

◆ 你所在研究团队的成员愿意提前制订发表 RCT 研究和定性研究论文的时间计划吗？

延伸阅读

Tong, A., Sainsbury, P., Craig, J. (2007). Consolidated criteria for reporting qualitative research (COREQ): a 32-item checklist for interviews and focus groups. *International Journal for Quality in Healthcare*, **19**(6), pp. 349–357. doi: https://doi.org/10.1093/intqhc/mzm042.

13

评价随机对照试验中进行的定性研究的质量

概览

阅读本章以了解：

◆ 在 RCT 背景下开展高质量的定性研究

◆ 如何评价研究质量

13.1 引言

本章主要介绍研究人员在 RCT 中进行定性研究时如何保证研究质量，包括确保方法学严谨性所涉及的步骤。另外也涉及对已发表的定性研究文章进行质量评价，同时提供一些可供参考的指南。

13.2 谁来评价研究质量以及何时评价

许多利益相关者会在不同时间点评价混合方法研究的质量（O' Cathain et al.，2010；Curry and Nunez，2015）。不同利益相关者关注质量的不同方面：

◆ 资助机构和评审人员负责评价经费申请报告，以考虑是否资助该项研究。他们关注研究问题是否重要（实用性），研究是否能够按时完成（可行性），方法是否恰当（方法学严谨性），研究是否符合伦理学原则（伦理），研究是否物有所值（经济学）。研究人员在制订研究计划时需考虑这些问题，以写出高质量的经费申请报告。

◆ 一旦获得资助，研究人员就需要重点关注方法学的严谨性，并在整个研究过程中进行自我评价。

◆ 审稿人、医务人员和患者会从方法学的严谨性和相关性方面评价最终的研究报告和发表的期刊文章。

◆ 系统综述人员批判性地评价期刊文章，以决定是否将其纳入证据体系或用于解释证据。

方法学的严谨性与所有利益相关者密切相关，因此本章将进一步阐述这一点。

13.3 方法学严谨性

本章提出 4 个步骤，以保证在 RCT 中进行定性研究时方法学方面的严谨性。

13.3.1 步骤 1：使用一些策略来开展高质量的定性研究

不同的研究社群在定性研究质量的含义、如何保证和评价质量方面存在不同的见解。这些见解是由研究团队固有的研究范式、研究中采取的哲学立场以及从事定性研究的不同学科（如护理或心理学）研究人员的学术价值观和理念所决定的。研究报告和期刊外审专家在评价定性研究的质量时，会有意或无意地受他们自身理念和价值观的影响。这说明对研究质量的认识是有争议的，对保证研究质量的策略也没有达成共识。在医疗领域的定性研究中，可找出一系列策略（Pope and Mays，2006），包括三角互证法、成员核查、收集和分析资料过程的透明化、研究者内省和警惕阴性案例。研究者在 RCT 中进行定性研究时可以采用这些策略。研究人员在期刊文章中报告 RCT 背景下的定性研究时采用上述策略的一些示例见框 13.1。

13.3.2 步骤 2：使用与所采用的研究范式或方法相关联的策略

例如，如果在混合方法研究中采用了参与式方法，则可以采用任何能提高参与式研究质量的策略。

框13.1 举例：研究人员如何报道RCT中开展定性研究时的质量控制

　　研究方案：Jack 及其同事（2015）发表了一篇关于加拿大家庭护士合作伙伴关系过程评价的研究方案（见第 8 章框 8.2）。他们的研究方案中有一部分被称为"严谨性"的内容。他们在表格中列举了一些在过程评价中确保达到可信、可靠和可确认的策略。这些策略包括研究者内省、研究者三角互证法以及详细阐述研究方法以形成可追溯的依据。

　　研究方案：Wiart 及其同事（2016）发表了一篇关于加拿大年轻脑瘫患者步态训练的 RCT 和定性研究方案（见框 2.1 和框 8.1）。对于定性研究部分，他们报告了"提高可信度"的相关内容。他们描述了 4 种方法，包括方法学三角互证法、对所有样本进行最大变异抽样、留有核查痕迹和同行评审（即向研究团队中其他研究成员提供初步分析结果以获得批判性反馈）。

　　研究：Hoddinott 及其同事（2010）发表了英国母乳喂养干预的 RCT 和同期定性研究结果（见第 4 章框 4.3）。他们的报告中有一节被称为"验证和可信度"专门部分，其中描述了警惕阴性案例、由研究成员核查访谈摘要，以及由外部研究者对数据收集和分析过程进行同行评审。

　　研究：Bosch 及其同事（2016）发表了一篇定性研究，以报告澳大利亚急诊科脑损伤患者管理的 RCT 结果（见第 6 章框 6.1）。他们没有单独撰写质量控制部分，但在文本中指出，他们通过保留编码决策记录形成了可追溯的核查痕迹。

13.3.3 步骤 3：参考 RCT 中开展定性研究的相关指南

　　关于如何在整群 RCT 中进行过程评价，既有一般的通用性指南，也有针对性更强的特异性指南（表 13.1）。定性研究通常是过程评价的关键组成部分。目前，针对 RCT 中进行的定性研究也有一些更具体的指南，特别是在可行性研究方面，以及撰写研究方案和文章发表方面。表 13.1 总结了可用的指南，并附上相应的参考文献，以帮助读者轻松找到这些指南。其中与 RCT 中进行定性研究相关的方法学

表13.1　关于定性研究和RCT的报告指南清单

指南重点	来源
过程评价（见第2章）	Moore，G.，Audrey，S.，Barker，M.，Bond，L.，Bonell，C.，Cooper，C.，Hardeman，W.，Moore，L.，O'Cathain，A.，Tannaze，T.，Wight，D.，Baird，J.（2015）. Process evaluation of complex interventions. Medical Research Council guidance. *BMJ*，350，h1258. doi：10.1136/ bmj.h1258
整群RCT过程评价（见第4章）	Grant，A.，Treweek，S.，Dreischulte，T.，Foy，R.，Guthrie，B.（2013）. Process evaluations for cluster- randomized trials of complex interventions：a proposed framework for design and reporting. *Trials*，14，15. doi：10.1186/1745-6215-14-15
利用定性研究进行RCT研究可行性评价（见第4章）	O'Cathain，A.，Hoddinott，P.，Lewin，S.，Thomas，K.J.，Young，B.，Adamson，J.，Jansen，Y.J.F.M.，Mills，N.，Moore，G.，Donovan，J.L.（2015）. Maximizing the impact of qualitative research in feasibility studies for randomized controlled trials：guidance for researchers. *Feasibility and Pilot Studies*，1，32. doi：10.1186/ s40814-015-0026- y
撰写RCT中进行的定性研究方案（见第7章）	Drabble，S.J.，O'Cathain，A.，Thomas，K.J.，Rudolph，A.，Hewison，J.（2014）. Describing qualitative research undertaken with randomized controlled trials in grant proposals：a documentary analysis. *BMC Medical Research Methodology*，pp. 14-24. doi：10.1186/1471-2288-14-24
发表定性研究和RCT的文章（QuaRTER2）（见第12章）	O'Cathain，A.，Thomas，K.J.，Drabble，S.J.，Rudolph，A.，Goode，J.，Hewison，J.（2014b）. Maximizing the value of combining qualitative research and randomized controlled trials in health research：the QUAlitative Research in Trials（QUART）study-a mixed methods study. *Health Technology Assessment*，18（38），pp. 1-197. doi：10.3310/ hta18380

经作者授权转载。

严谨性问题已在本书中多处进行了讨论。特别是第12章的表12.2，描述了定性研究论文的报告指南。例如，好的做法是报告对定性研究结果进行分析的时间与得知RCT结果的关系。使用在RCT中进行定性研究的报告指南不仅仅是为了促进文章的透明性，使读者可以评价研究的质量。研究人员可以在研究设计阶段提前阅读报告指南，这样他们就可以关注想要报告的问题，从而提高他们的研究质量和报告质量。

13.3.4 步骤 4：考虑混合方法研究的质量评价方法

如果定性研究和定量研究发表在同一篇文章中，则可以应用混合方法研究的报告规范（O'Cathain et al.，2008）或混合方法研究的质量评价标准（O'Cathain et al.，2010；Curry and Nunez-Smith，2015；Fabregues and Molina-Azorin，2016）。Fabregues 和 Molina-Azorin（2016）按 4 个研究阶段排序，详细列出了用于评价混合方法研究的 19 个常用条目。

13.4 严格评价期刊文章

利益相关者通常希望在利用研究结果或将其纳入系统评价之前评价期刊文章的研究质量（参见 13.5 节）。CASP（Critical Appraisal Skills Programme，http：//www.casp-uk.net/casp-tools-checklists）已经形成了评价定性研究质量的清单。该清单很短（10 个条目），并以简明的语言编写，以方便各种利益相关者使用。CASP 工具可以应用于评价 RCT 中的定性研究文章，但最好是在阅读相关定性研究报告指南之后使用，以便在 CASP 的总体条目中考虑与此目的相关的一些特定问题（见表 13.1）。例如，CASP 包含一个关于明确研究目标的条目，这是高度相关的，因为基于 RCT 进行的定性研究报告规范中明确要求阐述研究目标（见第 12 章）。此外，CASP 的最后一条是关于研究价值的条目，包括研究人员是否考虑了研究对当前知识体系的贡献和研究结果的可转化性。同样，这也是密切相关的，因为研究人员有时没有阐明定性研究对特定 RCT 或未来开展的 RCT 以及评估干预措施有效性的贡献（O'Cathain et al.，2014b）。

13.5 纳入系统综述

发表基于 RCT 进行的定性研究文章是很重要的，这样读者可以从中学习。一旦发表，其他研究人员可能会考虑将其纳入系统综述，并因此而对其进行质量评价。与 RCT 一起进行的定性研究可以汇集在一起，以帮助解释特定类型干预或特定患者组的 RCT 结果的异质性（Noyes et al.，2011）。或者它可以与所有有助于理解特定复杂干预的研究汇总在一起（Petticrew et al.，2013）。定性研究的质量通常会被严格评估，这种评估是为了在解释结果时使用，而不是为了排除质量差的研究。还可以考虑在任何定性研究的系统整合中纳入评估定性研究结果可信度的方法（Lewin et al.，2015）。

13.6 要点回顾

◆ 本章介绍了一个包含 4 个步骤的流程，用于评价基于 RCT 进行的定性研究的质量：①使用大家熟知的策略来保证定性研究的质量；②使用与所采取的研究范式相关的策略；③参考已发表的在 RCT 中进行定性研究的指南；④考虑混合方法研究论文中描述的提高研究质量的方法。

◆ 在阅读如何在 RCT 中开展定性研究的指南后，使用 CASP 清单来评价定性研究的质量。

13.7 思考问题

◆ 在设计研究时，你会采用哪种策略来保证定性研究的质量？你想在研究方案中明确表达这一点吗？

◆ 在撰写定性研究文章时，你是否明确指出了其与 RCT 的关联？

延伸阅读

Fàbregues, S., Molina-Azorín, J.F. (2016). Addressing quality in mixed methods research: A review and recommendations for a future agenda. *Quality & Quantity*, pp. 1–17. doi: 10.1007/s11135-016-0449-4.

第三部分

研究团队

14

团队合作

概览

阅读本章以了解：

◆ 团队组成
◆ 沟通和反映团队成员世界观的重要性
◆ 团队参与研究计划
◆ 分享定性研究结果的时机和方式
◆ 使定性研究价值最大化的团队合作类型

14.1 引言

本章重点是团队合作。团队合作方式将影响 RCT 中定性研究的价值和干预有效性证据的生成。团队合作方式的优化依赖于所处的研究阶段（可行性研究或全面评估），以及正式 RCT 中定性研究完成的时间。

14.2 团队组成

在定性研究与 RCT 结合的研究中，团队组成可能有所不同。这可能会对定性研究产生影响：

◆ 通常一个研究团队是由**一系列子团队**组成的，整个团队每年召开几次会议，汇报不同子团队数据收集和分析的进展情况。每个子团队可能需要对以下研究负责，包括定性研究、经济建模和 RCT。在这种团队结构中，研究带头人通常只是 RCT 的负责人。本章针对整个研究团队的组成进行讨论，而不仅仅针对定性研究的子团队。整个研究团队可能包括临床试验研究人员（或临床试验单位的工作人员）、定性研究人员、统计人员、干预制定人员、临床医生、公众和患者参与团体以及经济学家。

◆ 另一种结构是**全团队法**，团队所有成员定期开会，分享正在进行的分析结果和数据收集的进展。在某些情况下，整个研究的研究带头人可能同时领导 RCT 和定性研究。

在第一种结构中，当研究结果不能适时地传达给整个团队时，则团队中的成员将很难参与定性研究并正确理解其结果对他们所负责那部分研究的意义。在第二种结构中，将很难管理整个团队分享定性研究结果的时间，以避免 RCT 试验受影响。本章后文将详细讨论这些问题。

14.3 了解每个团队成员不同的世界观

对于如何开展混合方法研究，不同的团队成员从各自不同的信念和价值观出发，可能持有不同的观点。定性研究和 RCT 通常被认为具有不同的研究范式或认识论立场。事实上，混合方法研究中结合定性研究和 RCT 是一件有趣的事情，因为两者既相关联，又在认识论立场中处于两个极端（见第 5 章）。研究团队即便经常结合不同的方法论进行研究，也有可能发生潜在的冲突、误解，无意地忽视某种方法论，或失去整合的机会，除非团队成员可以不断地、明确地表达各自想法。

在任何混合方法研究中，跨学科工作的团队成员都会带来一些与性别、年龄、种族、学科、方法专业知识和在工作场所中的地位等相关的身份认同（Curry et al., 2012）。为了促进高效的团队工作，团队可能需要花时间积极地沟通每个成员的信念和价值观，以及了解他们给团队带来的身份认同的范围。Curry 等（2012）建议关注团队专家的多样性，建立团队信任，确保信息共享的时间和流程，并给予有包容性的领导。

正如第 15 章所讨论的，某些团队成员可能全身心投入到干预或 RCT 中，以至于他们难以倾听任何挑战其信念的新发现，因此他们很难根据定性研究结果来改变干预，或对 RCT 设计、行为方面采取行动。应包含这样的定性研究人员：曾参与制定干预措施，并在评价的早期参与探索干预措施的可行性和可接受性。这时需要团队自省和团队沟通。

随着团队不断了解其成员，以及理解不同方法和方法论的优势，团队可以更加深入地了解单个研究或一系列研究的历史背景。

14.4 共同制订研究计划

在定性研究人员与其他成员共同设计研究的阶段，由混合方法学者（O′Cathain et al.，2008）以及定性研究和 RCT 研究者（O′Cathain et al.，2014a）开展的定性访谈研究所得到的关键结果，对于定性研究人员是十分重要的。在这个规划阶段的协同工作有益于定性研究确定正确的目的、使用正确的方法，并保证足够的资源以进行高质量的定性研究。

14.5 共享研究结果

结合定性研究和 RCT 时，团队工作非常重要。Moore 等（2015）在过程评价指南中概述了在过程评价和结果评价中拆分或整合团队的观点。是选择拆分团队的决策还是整合团队的决策取决于所处的研究阶段、定性研究的目的以及在全面评估中完成不同任务的时间。

14.5.1 可行性研究阶段

在 RCT 的可行性研究中，建议采用动态或迭代的定性研究，在可行性研究的早期进行定性研究，并将结果反馈给整个团队，以便改进干预或改进 RCT 实施（O′Cathain et al.，2015）。然后开展进一步的定性研究，以检查所发现的问题是否得到解决，并确定下一个问题。定量过程数据也可用于检验问题是否已得到解决，例如招募率是否提高或有更多的患者接受干预等。在这里，密切的团队合作是必不可少的，干预制定人员和试验人员听取定性研究的结果，并考虑在可行性研究期间采取的行动。可行性研究中，主要健康结局指标并不是RCT 预实验的重点，因此仍然需要考虑其他因素可能对 RCT 结果的影响。在这种动态、持续的定性结果反馈过程中，需要考虑一个重要的伦理问题，即保护受访者的匿名性（Cooper et al.，2014）。定性研究人员可能还需要采取不同的分析方法，学习适应快速转录和初步分析，同时避免对早期发现过分自信。

另一种方法是让 RCT 和定性研究小组分开工作，等到可行性研究结束后再向整个小组反馈定性研究的结果。此种方法的缺点是：在没有任何关于改进干预或 RCT 实施是否有益的信息情况下，团队必须做出决策。有时在研究结束时，团队会解散，则这一宝贵的反馈和下一步计划安排可能会丢失。此外，小组还可以在完成可行性研究后立即准备开展正式 RCT。如果是这种情况，那么在可行性研究和正式 RCT 之间需要适当的时间来进行定性分析和对干预进行改进。

由于定性研究可能发现大量可以解决的问题，因此无论其结果反馈是贯穿于可行性研究的全过程，还是在最后反馈，所有团队成员都必须考虑采取什么行动，以及何时采取行动等。Bugge 等（2013）总结的方法将在第 16 章中讨论。

14.5.2 评估阶段

在评估阶段，何时以及在何地传达定性研究的结果需要慎重思考，因为在正式 RCT 进行过程中，基于定性研究结果的反馈会对 RCT 本身产生巨大影响（Cooper et al.，2014）。在这里，研究人员需要明确定性研究的目的，以及随后向研究团队传达研究结果的适当时机。

- ◆ **以改进干预实施为目的**。研究者可以在正式 RCT 过程中进行定性研究，探索干预实施的可行性。虽然干预的内容在这一阶段是固定不变的，但随着 RCT 的进行，团队可能会改变干预的实施方式（Hawe et al.，2004）。例如，在 RCT 预实验期间，改变任何与干预实施有关的重大问题都是可以接受的。然而，这些改变需要谨慎进行并记录在案，从而使团队在 RCT 报告中详细描述，公开透明。定性研究人员需要规划向整个团队反馈的内容，以及向团队中的哪些成员反馈。将干预过程中出现的问题反馈给包括 RCT 招募工作人员在内的团队，可能会导致这些招募人员士气低落，进而影响受试者的招募工作（Cooper et al.，2014）。与包括实施干预的工作人员在内的团队沟通干预存在的问题时，可能导致干预本身或干预的实施出现未被记录的改变，从而破坏了这一设计的前提假设：在 RCT 全过程中，被 RCT 所评价的是一个固定不变的干预措施。此时，团队层面需要讨论在研究对象招募期间或干预期间反馈定性研究结果的利弊，并考虑在反馈期间哪些人应该在场。

◆ **以改进 RCT 实施为目的。** 当正式 RCT 在招募方面遇到困难时，研究带头人可以考虑使用定性研究的 QUINTET 干预来确定招募困难的原因及相关解决方案（Donovan et al.，2016）。在此，研究团队需要听取来自定性研究的反馈并采取行动，从而使 RCT 研究对象的招募顺利进行。

◆ **以解释 RCT 结果为目的。** 在定性研究或过程评价结束时，最好在 RCT 结果公布之前分析定性研究或过程评价数据（Moore et al.，2015；Oakley et al.，2006）。正如 Moore 等（2015）所指出的，如果过程评价复杂并且需要很长时间来分析，就无法实现上述过程。如果研究人员在 RCT 招募或干预结束之前完成了定性研究，则可能希望将研究结果反馈给研究团队或发表一篇期刊文章。如果定性结果是负面的，那么这可能会影响招募积极性，或者改变干预实施者的行为（Cooper et al.，2014），因此需要仔细考虑反馈的时间。在干预结束时或者 RCT 结束后，RCT 结果已知时进行反馈则问题要小得多。在这一点上，研究团队需要对定性研究结果持开放态度，这样他们才能充分考虑其对 RCT 结果的阐释。在这个阶段可能面临的挑战是，定性研究人员也许已经离开团队（Cooper et al.，2014）。让整个团队参与到对定性研究的解释中来，也可能有助于提高定性研究的质量。例如，Audry 等（2006）描述了一个研究团队的子团队主要负责过程评价，但鼓励团队的所有成员，包括统计学家、社会学家和健康促进专家，在过程评价最终确定之前发表评论。这种水平的团队参与可能更有助于使用定性研究来解释 RCT 结果。

研究人员也曾表达过对 RCT 成员和过程评价成员之间存在重叠的担忧（Liu et al.，2016）。这既是一个优势，因为过程评价团队完全理解 RCT；但也存在缺点，因为他们希望从积极的角度看待干预和 RCT，从而在过程评价中引入偏倚。

14.6 最大化定性研究的价值

一项对从事混合方法研究的英国研究人员的定性访谈发现，团队工作是促进或阻碍研究中定性和定量成分整合的关键因素（O′ Cathain et al.，2008）。当团队功能不健全、由多学科或跨学科人员构成时，他们希望以开放的态度学习研究中的其他方法，也更可能进行不同方法的整合。在一项类似的定性访谈研究中，英国的研究人员对混合方法进行评估，其中包括定性研究和 RCT。研究发现，定性研究与 RCT 之间存在三种关系模型（O′ Cathain et al.，2014a）：

◆ 第一个模型是"**外围**"（the peripheral）模型，即 RCT 只是为定性研究人员提供一个进行研究的机会，定性研究并无意图将其结果应用于 RCT，也无兴趣整合有效的证据。在这里，定性研究人员仅仅是利用 RCT 研究背景招募受访者，并探索如糖尿病等健康问题，有时还需要正式的资格证书，如博士文凭。本章不涉及这种情况。

◆ 第二种模型是"**附加**"（the add-on）模型，即定性研究人员理解定性研究对 RCT 的潜在价值，但他们的工作被 RCT 研究团队视为独立和互补成分。研究团队将 RCT 视为一个正式的研究，并不认为定性研究结果会对 RCT 的实施或结果解释产生影响。受访者认为这将限制定性研究对 RCT 的价值。更糟的情况是定性研究或过程评价被视为一种象征性的过程，以安抚那些希望将定性研究组成部分包含在 RCT 中的资助者。该模型在美国也已被确认存在（Song et al.，2010）。

◆ 第三种模型是"**整合**"（the integral）模型，它以两种方式运行。在该模型中，由于干预或评估背景的复杂性，以及干预或 RCT 实施的不确定性，整个研究的主要研究者将定性研究视为评价的重要组成部分。该主要研究者提道，复杂世界卫生保健实践是他们开展研究的驱动力，并且他们无法设想在不使用定性研究的情况下如何开展和完成 RCT 研究。由于定性研究资源不足，其中一些团队似乎只停留在"理论上整合"（integral in theory）。相比之下，"实践整合"（integral in practice）的团队从研究开始就计划定性研究，从研究开始到结束都有资深的定性专家参与其中，并有专门的人员和时间来进行研究。也就是说，这些团队在定性研究上投入资源是因为他们重视它。后一类团队的受访者描述了定性研究在实践中对 RCT 的价值，例如他们改变了对整个 RCT 的结局测量，或者理解了为什么干预有效或无效。

14.7 要点回顾

◆ 如果团队成员一起思考不同成员持有的不同世界观，团队合作将会得到改善。

◆ 需要考虑将定性研究结果反馈给整个研究团队的最佳时间。持续反馈对于 RCT 的可行性研究非常有用，但在开展正式 RCT 的背景下实施需要谨慎。

◆ 团队合作定性研究表明，如果研究的主要研究者认为定性研究应该被整合为评估的一部分，并为保证其质量提供充足的研究资源，那么与 RCT 一起开展时定性研究的价值将最大化。

14.8 思考问题

◆ 在你的研究中，在不同时间向研究团队反馈定性研究结果的优缺点是什么？

◆ 当你在研究团队中谈论定性研究时，所有成员都积极参与吗？换句话说，他们是否考虑过你的工作可能会帮助他们改进干预、RCT 实施、RCT 分析或对结果的解释呢？

◆ 你的团队是否需要一些会议来了解彼此对研究的看法，以及谁资助了干预或 RCT 实施，并且如何管理？

延伸阅读

O'Cathain, A., Goode, J., Drabble, S.J., Thomas, K.J., Rudolph, A., Hewison, J. (2014a). Getting added value from using qualitative research with randomised controlled trials: a qualitative interview study. *Trials*, **15**, 215. doi: 10.1186/1745-6215-15-215.

15

关键利益相关者的参与

概览

阅读本章内容，思考如何更好地与评估团队成员以外的不同人群沟通交流。了解与下列人群合作的要点：

◆ 对于所评估的干预可能拥有既得利益的人员（如干预发起者和政策制定者）

◆ 研究监查小组（如试验指导委员会）

◆ 伦理委员会

◆ 患者和公众参与组织

15.1 引言

很多利益相关者对 RCT 中的定性研究产生影响。有些可能是评估小组的一员（如参与的患者和公众，也有可能是干预发起者），但大多数是研究团队之外的人员（例如试验指导委员会的成员）。重要的是要考虑这些利益相关者以及他们与定性研究的相互影响，以确保定性研究有最佳的质量，并根据定性研究的结果采取行动。

15.2 与干预发起者和政策制定者合作

评估团队可以与干预发起者或政策制定者密切合作。上述两类人员可能都有自己的倾向，认为干预措施是有效的，RCT 研究只是为了证明干预措施的有效性。这种倾向可能是评估团队和拥有干预所有权的利益相关者间关系紧张的潜在根源。干预发起者可以是商业组织，或者是地方或国家政策制定者，他们开展研究的动机受更广泛的价值体系支配，而不仅仅是为研究证据体系做出贡献。发起干预的研究人员投入了时间、金钱和声誉，他们需要确认其潜力，以便在未来继续投资。他们也许能够认识到一些干预在正式 RCT 中可能被证实无效，也能接受可行性研究中对干预措施及实施流程的改进。但是，他们可能为了保护干预的内容和价值，拒绝接受发现的问题或对干预做出改变。如果干预发起者为评估或干预措施的制定提供资金支持，则他们拥有干涉评估团队的权利。尽管在评估各个阶段都可能出现不受欢迎的上述利益相关者的干涉，但最早的挑战可能来自于定性研究。

Moore 等（2015）在关于复杂干预过程评价指南的完整报告中讨论了与这些利益相关者关系的复杂性。他们强调了与干预发起者建立良好工作关系的重要性，因为这些利益相关者对干预措施的构成具有深刻的认识，并有权采取行动解决干预过程中遇到的问题。拥有干预所有权的利益相关者可能需要根据在可行性探索阶段进行的定性研究对干预进行改进，以便可以在正式 RCT 中评估优化后的干预措施；或者对与正式 RCT 平行开展的定性研究结果进行评估，以便在 RCT 后的常规实践中实施优化后的干预。Moore 等（2015）建议在评估的早期就这些问题达成一致，并在整个评估过程中不断反思这些问题。

有 3 类需要特别关注的利益相关者。

15.2.1 商业组织

提供干预措施的商业组织面临特有的挑战。他们需要考虑对其产品进行更改所涉及的资金成本问题，而且对干预措施进行更改可能需要董事会成员的批准。框 15.1 介绍了在进行 RCT 预实验前，通过定性研究探究商业产品适应性的案例。在这个例子中，获得董事会批准所花费的时间远超预期。另一个例子在 RCT 准备阶段的可行性研究，该研究认为需要修改学习障碍人士的商业减肥干预措施。商业组织参与了这项研究，他们希望在更改产品之前，明确定性研究结果的可信性。他们同意进行部分而非全部建议的修改，因为他们想在小范围内测试一些更改，这些小更改不需要所有董事会成员介入（Croot et al.，论文已提交）。定性研究人员需要了解涉及商业组织的切身利益，并花时间与他们就学术研究和商业组织持有的不同观点进行沟通，以便双方更好地了解对方的需求。这有助于双方在合作期间实现共赢。

框 15.1　举例：与商业利益相关者合作

　　一项定性研究分析了适用于多发性硬化和抑郁症患者的计算机认知行为治疗系统进行调整的必要性，并发现了一系列问题（Hind et al.，2009）。其中一个系统是商业性的，研究团队在整个研究过程中与该公司代表保持实时沟通，因此该公司可以实时了解研究结果，并制订相应的计划以改变干预措施。原计划是在定性研究后 6 个月内对干预措施进行修改，进而对新系统开展 RCT 预实验。对商业运营商来说，6 个月的时间并不现实，因此 RCT 预实验中采用的还是最初的系统（Cooper et al.，2011）。在与董事会讨论并考虑成本影响后，商业运营商决定同意研究团队提出的许多变更，但将研究对象扩大到慢性疾病患者和抑郁症患者，而不是原计划的多发性硬化患者，因为扩大研究人群的商业价值更大。

Source：data from Cooper，C.L.，et al.（2011）．'Computerised cognitive behavioural therapy for the treatment of depression in people with multiple sclerosis：external pilot trial'. *Trials*，Issue 12，p. 259. © 2011 Cooper et al.

15.2.2 国家和地方政策制定者

　　国家或地方政策制定者会在小范围的机构或区域进行 RCT 研究以评估干预效果。定性研究可以在干预措施被广泛推广前确定干预需要进行哪些改进。然而，某些更改可能对政策制定者而言过于昂贵，或者可能与政策制定者的意图不一致。在框 15.1 的例子中，RCT 预实验之前进行的定性研究发现，多发性硬化和抑郁症患者希望有专员辅导他们使用计算机认知行为治疗系统。由于提供服务的成本较高，当地卫生服务机构并不会为有抑郁表现的普通人群提供这种服务（Cooper et al.，2011）。这表明，在真实世界中，适用于多发性硬化和抑郁症患者的最佳干预措施会由于经济方面的制约而无法实现。也就是说，定性研究人员需要考虑其所建议改进的优先次序，并考虑它们在真实世界中的成本影响。

15.2.3 评估团队

参与 RCT 可行性研究或正式 RCT 的定性研究人员可能也参与干预措施的制定。他们可能参与干预研究，对干预措施形成了先验认识。在这种情况下，随着研究进入不同阶段，定性研究人员需要进行个体反思（reflexivity）。如果干预措施由研究团队的其他成员制定，则可能还需要早期和持续的"团队反思"。即便研究团队对干预没有所有权，RCT 研究人员也不希望在可行性研究阶段听到干预的问题，因为他们致力于在特定时间内开展正式 RCT。他们也不想看到定性研究对 RCT 实施和干预措施提出批评意见。对这些问题开展讨论有助于研究团队对定性研究和干预调整方案保持开放的态度（参见第 14 章）。

15.3 监查组织

针对 RCT 的监查可能因国家或资助机构而异。英国的资助机构要求成立试验指导委员会，以代表资助者对 RCT 进行监查。试验指导委员会（trial steering committee）的作用是确保 RCT 按照严格的标准进行，保证进度，遵守方案，确保患者安全并及时发现新问题。数据监查（data monitoring）和伦理委员会（ethics committees）是独立的机构，负责判断中期分析的必要性，针对数据的管理向试验指导委员会提供建议。内部监查在临床试验单位内进行，通过制定标准操作流程（standard operating procedures）确保所有操作都记录在案并持续进行。

定性研究人员需要考虑他们与监查单位的关系。鉴于数据监查和伦理委员会主要负责统计分析部分，与 RCT 一起进行的定性研究不太可能与他们相关。但是，值得思考的是，定性研究是否应该由试验指导委员会监督，以及是否有必要按照标准操作流程开展。这些问题需要仔细考虑，以确保定性研究既不会盲目地被当作 RCT 的一部分进行监查，导致其关键优势丧失，也不会被排除在这些体系之外，因为它们可以为混合方法研究的监查提供重要的参考依据。

15.3.1 试验指导委员会

有人认为，虽然 RCT 常常需要外部监查，与 RCT 同时进行的定性研究（和经济模型）则与试验指导委员会关系不大。对此论点的批判是，过程评价可以发现严重不良事件，以及影响干预措施依从性的因素（Riley et al., 2005），甚至影响与 RCT 设计有关的重大决策（Murtagh et al., 2007）。当出现这类问题时，对其进行外部监查是明智的，因为有关上述问题的决策需要指导委员会的参与。十多年前，Riley 等（2005）建议社区干预试验设立数据监查委员会，并根据过程评价的结果做出应对。这种情况可能会发生在某些研究中，但并不能成为标准操作流程。当 Cooper 等（2014）考虑如何在临床试验单位进行定性研究时，他们发现研究者会独立应对定性研究的中期反馈，并对干预或者 RCT 研究期间的其他方面进行改进。他们建议临床试验单位明确如何撰写与正式 RCT 同期开展的定性研究的中期报告，以及试验指导委员会是否有权获得这些信息。框 15.2 总结了试验指导委员会的权利和责任。

最近有文章总结了试验指导委员会的作用和责任（Harman et al., 2015）。事实上，定性研究正在被用来帮助理解和发展这些监查组织：英国研究人员已经实施了对试验指导委员会的非参与式观察（non-participant observation），并对其成员就他们如何更好地改进 RCT 的实施进行了访谈（Daykin et al., 2014）。在另一项研究中，试验指导委员会、数据监查和伦理委员会的成员被纳入定性访谈，以探讨在特定研究领域实施 RCT 的具体细节（Snowden et al., 2014）。针对这些群体的定性研究可能会影响他们未来的行为。这是一个如何使用定性研究来帮助普及 RCT 开展的例子。未来需要资助者和试验指导委员会主席考虑外部监查在定性研究中的作用。

15.3.2 标准化操作流程

目前已经有针对临床试验单位内开展定性研究的标准化操作流

框15.2　举例：试验指导委员会在RCT中开展定性研究时的作用和责任

◆ 在开展正式 RCT 期间，考虑对干预或 RCT 所做出的改变。

◆ 如果为外部 RCT 预实验设立试验指导委员会，则监查定性研究对正式 RCT 的终止规则（stopping rules）和停止 - 开始标准（stop-go criteria）具有重要意义。

◆ 在分析 RCT 数据之前获得过程评价的报告，因为建议过程评价的数据分析早于得知 RCT 的结果（Moore et al., 2015；Oakley et al., 2006）。

◆ 制订定性研究与 RCT 的整合分析计划。例如，如果与 RCT 同期开展的定性研究产生了需要 RCT 来验证的假设，那么试验指导委员会应在分析之前评估这些假设（见第 11 章关于整合的内容）。

程。它规定了最佳实践（good practice），例如定性研究人员应该从研究开始就参与其中，发表的主要文章应该报告定性研究结果（Rapport et al., 2013）。制定这一标准操作流程的小组将其视为使 RCT 中开展的定性研究被认可的一种方式，此时定性研究与 RCT 是相结合的关系，而不是附属关系。他们强调在标准操作流程中要保持定性研究的灵活性。

由于 Cooper 等（2014）提出要依据 RCT 的设计选择最佳方法，所以不同的混合方法研究可能需要制定专门的定性研究标准操作流程。此外，还需要说明在定性研究中如何获取研究对象的知情同意，如何保护研究对象的隐私，以及何时分享定性研究结果。

15.4 伦理委员会／伦理审查委员会及伦理问题

与 RCT 同期开展的定性研究所面临的伦理问题与其他定性研究相似，同样需要获得伦理委员会批准以及获得研究对象的知情同意。定性研究人员需要考虑哪些人能够参与研究，对患者和研究者来说收集数据的最佳时机，以及给参与 RCT 的研究对象所带来的任何研究负担。参与 RCT 的研究对象可能病情严重或者很脆弱，研究人员在设计定性研究时需要考虑这一点。

伦理委员会/伦理审查委员会的成员可能会关注研究人员去联系那些拒绝参加 RCT 和退出干预或 RCT 的患者。了解研究对象的意愿至关重要，但是在实际情况中，这些患者群体中的一些人乐于参与定性研究，他们的参与使研究者发现了有关 RCT 或干预措施的重要问题（O'Cathain et al.，2016）。

在与 RCT 同期开展定性研究时，研究人员经常会一次性地提交整个混合方法研究的伦理申请。对研究方案的任何改变都需要大量修订，包括修改关于研究对象的所有文件。对于定性研究而言，这可能具有挑战性，因为主题引导（topic guide）的最佳实践是随着时间而不断更新的。幸运的是，伦理委员会通常会聘请定性研究专家，他们了解研究中需要引入主题引导，从而避免修改后再提交伦理申请。

15.5 患者和公众参与组织

在世界上许多国家，最佳实践中需要有患者和公众的参与。在英国，这被称为患者和公众参与（patient and public involvement，PPI）（http://www.invo.org.uk/）。在美国，则成立了以患者为中心的结局研究机构（Patient-Centered Outcome Research Institute，PCORI）（Frank et al.，2014）。机构成员可以参与研究的全过程，从确定研究问题开始，直至最后报告研究结果。研究人员开始思考如何在单中心临床试验中，通过制定标准操作流程将患者和公众代表作为试验管理小组和试验指导委员会的成员，从而在 RCT 中更好地体现患者和公众参与（Evans et al.，2013）。鉴于目前认识尚不充分，需要特别关注患者和公众参与和定性研究之间的关联（Hoddinott et al.，论文已提交）。

15.5.1 定性研究被标记为患者和公众参与以增加吸引力

由于患者和公众参与组织的成员在研究团队中充当积极的决策者，这会改变和挑战研究，所以不建议将定性研究标记为患者和公众参与。研究对象可以在研究中表达自己的价值观及选择倾向，以便研究人员决定如何更好地采取措施。

15.5.2 用患者和公众参与代替定性研究

在讨论组中可以非正式地或以更有条理的方式征求患者和公众参与组织成员的意见。研究人员有时会将这种情况误以为是焦点小组（focus groups）访谈，因为它是经过知情同意的正式数据收集。在正式 RCT 的准备阶段，患者和公众参与组织的成员可能会被问及关于干预措施的意见。如果前者是 RCT 实施之前唯一的患者意见来源，则这些意见不能充分体现样本的多样性，从而很难在正式 RCT 实施前用于确认复杂干预的一系列问题。也就是说，患者和公众参与需要结合定性研究。

15.5.3 患者和公众参与与定性研究分开进行

目前，很多研究中将患者和公众参与和定性研究视作独立的部分。在健康热线研究（Healthlines Study）中就采用了这种方式。该研究设计了针对慢性病患者的远程医疗干预措施，并通过 RCT 进行评估，同时也开展了定性研究和卫生经济学评价（Thomas et al.，2014）。两名患者和公众参与组织代表是研究管理小组的成员，对干预措施的制定、研究文件、定性研究的初步结果以及整体研究结果的解释发表了自己的观点。定性研究中，学术研究人员对工作人员和接受远程医疗干预的患者进行了访谈，并在就结果解释开展更广泛的访谈（包括患者和公众参与组织的成员）之前对这些数据进行了分析。

15.5.4 患者和公众参与与定性研究相结合

最新版知识库（knowledge base）中描述了如何将患者和公众参与与定性研究相结合为 RCT 提供信息，从而确保收集"难以接触"的群体信息，而不是仅通过患者和公众参与或定性研究来实现（Morgan et al.，2016）。一项将在未来 RCT 中评估的干预措施将针对贫困社区的妇女。这些社区的妇女群体作为患者和公众参与成员加入到研究中。与其他访谈对象一样，通过传统的定性研究数据收集方式征集他们对干预措施的意见。他们的视角与其他受访者不同，这些视角能够确定未包含在定性样本中的干预类型，以便完成更多样化的访谈。该研究小组经过反复思考，制定了符合研究背景的干预措施。

15.6 要点回顾

◆ 干预开发人员早期开始且持续不断地开展讨论，可以帮助相关团体根据定性研究的结果采取措施。

◆ 研究团队需要基于定性研究，考虑对干预、实施以及 RCT 做出更改所涉及的经费问题，而且有必要对需要做出的更改进行优先级排序。

◆ 试验指导委员会在监查定性研究结果和应对定性研究结果方面发挥着重要作用。

◆ 考虑到定性研究方法学灵活性的标准操作流程，对临床试验单位而言可能是有用的补充文件。

◆ 患者和公众参与以及定性研究均可为 RCT 做出重要贡献。

15.7 思考问题

◆ 你是否与整个团队讨论过当你、团队成员、干预发起者或资助者存在倾向性时，如何处理定性研究的结果？

◆ 试验指导委员会是否会收到定性研究相关的资料？如果是，你希望他们充当什么角色？

◆ 如果与临床试验单位合作，你是否希望有一份定性研究的标准操作流程？如果是，它与 Rapport 等在 2013 年提出的流程有哪些不同之处？

◆ 开展定性研究时，你希望患者和公众参与成员提供哪些帮助？除了对信息表、主题引导和调查结果等常见问题进行评论外，你是否希望他们帮助确定研究对象的纳入及排除标准？你这样做的理由是什么？对此，你是否做了必要的准备？

延伸阅读

Morgan, H., Thomson, G., Crossland, N., Dykes, F., Hoddinott, P. (2016). Combining public and patient involvement with qualitative research to engage 'harder-to-reach' populations: service user groups as co-applicants on a platform study for a trial. *Research Involvement and Engagement*, 2, 7. doi: 10.1186/s40900-016-0023-1.

Rapport, F., Storey, M., Porter, A., Snooks, H., Jones, K., Peconi, J., Sánchez, A., Siebert, S., Thorne, K., Clement, C., Russell, I. (2013). Qualitative research within trials: developing a standard operating procedure for a clinical trials unit. *Trials*, **14**(54). doi: 10.1186/1745-6215-14-54.

16

对健康领域和卫生政策的影响

概览

阅读本章内容，了解如何促进下列人群利用研究成果：

◆ 团队成员

◆ 从事相关研究的人员

◆ 致力于整合证据的研究人员

◆ 一般人群、患者、卫生服务提供者和政策制定者

16.1 引言

研究人员为改善人群和特定患者群体的健康及医疗保健提供证据支持。要做到这一点，研究需要对以下人群产生影响：研究团队成员、从事相关研究的其他研究人员、从事证据整合的其他研究人员，以及希望做出循证决策（evidence-informed decisions）的患者、从业者和政策制定者。在一些国家，评判大学的研究时部分取决于它在真实世界中的影响程度。本章的重点是研究的最后阶段：促进各种利益相关者利用 RCT 中定性研究的结果。

16.2 研究团队内部的影响

定性研究人员不能对团队成员抱有过多期望，即希望他们在特定研究中根据研究结果及时采取行动。提前考虑何时以及如何更好地进行研究团队内部的沟通，并将定性研究作为整个研究的一部分，可以促进整个团队根据定性研究结果采取行动（参见第 14 章）。团队成员采取的具体行动可能取决于研究所处的阶段。

16.2.1 可行性研究阶段

在正式 RCT 之前开展定性研究可以减少干预质量、RCT 设计或实施、结局以及结局测量方法的不确定性。例如，通过在预实验阶段对临床医生和患者开展定性研究，改变了 RCT 的设计和待测量的主要结局指标（Rooshenas et al.，2015）。研究人员明确指出，这归功于定性研究人员是整个研究团队的核心成员以及定性研究所提供的研究结果。同样，在可行性探索阶段开展的定性研究表明患者难以理解最初的结局指标，从而改变了用于正式 RCT 的结局指标（Farquahar et al.，2010）。根据另一项可行性研究，正式 RCT 中增加了新的分组（Bugge et al.，2013）。

在可行性研究期间或研究结束时，采取行动去完善正式 RCT 的设计面临许多挑战。定性研究可以发现大量问题。研究人员需要考虑每个问题的可能解决方案，以及对干预措施、RCT 实施或结局进行更改的重要性、可行性及成本。Bugge 等（2013）在对 RCT 进行可行性研究后，制定了一个决策过程。该过程旨在促进采用系统方法来识别和评估问题，并提出解决方案，使决策过程透明化。它还强调了在 RCT 和真实世界中做出的决策可能并不一致。Bugge 等（2013）在其制定决策过程的研究中没有使用定性研究，但这是一种高度相关的方法，可以适用于任何定性研究。

16.2.2 定性研究与正式 RCT 同期开展时

当定性研究与正式 RCT 同期开展时，研究人员可以在正式 RCT 数据中进行亚组分析（参见第 11 章）。团队中的统计人员需要为这种可能性做好准备，并将其纳入他们的分析计划和工作安排中。他们可能会关注多重假设检验以及事后检验的问题（post hoc nature）。这需要团队针对这些假设检验的耗费时间、工作量和可信度进行讨论。

如果进行定性研究是为了辅助解释 RCT 结果，则在发表期刊文章时，可以考虑是否通过同时发表 RCT 和定性研究来提高整体研究的影响力，以便在 RCT 文章中讨论干预措施有效或无效的原因。

定性研究鼓励成员从不同角度进行评估，从而对团队产生间接影响。团队成员可以将这些知识用于后续的研究。

16.3 团队以外研究人员的影响

研究团队以外的研究人员只能通过学术交流了解研究结果，主要包括在学术会议、研讨会上发表演讲，在学术期刊上发表文章以及与社交媒体的互动。

在期刊中发表定性研究文章需要包括研究中的关键要点，以便其他研究人员可以利用定性研究结果去设计或完善后续的干预措施或设计程序，从而更有效地开展 RCT 等。如果作者能够明确定性研究对 RCT 中干预措施的影响，则其他研究人员可以根据其结果更好地开展相似的干预措施研究，或者在相似人群中验证 RCT 研究结果。在期刊文章摘要的结论部分阐明关键要点，提醒读者关注文章的实用性，这种方式很值得推荐（参见第 12 章）。但研究人员并不总是这样做（O'Cathain et al.，2014b），这样会导致其他研究和医疗保健团体无法从中学习。

如第 13 章 13.5 节所述，其他研究人员可能会考虑在系统评价中纳入与 RCT 同时进行的定性研究。为了促进这一点，研究人员需要在他们的期刊文章摘要中清楚地表明他们的定性研究是在 RCT 的背景下进行的。

16.4 对真实世界的影响：一般人群、患者、卫生服务提供者和政策制定者

一般人群、患者、卫生服务提供者或政策制定者可能希望在实际实施干预的过程中得到至少与 RCT 研究结果相似大小的干预效果。或者他们可能希望停止使用已被发现无效的干预措施。定性研究可以通过描述 RCT 的背景来帮助他们根据自己的情况考虑 RCT 结果的可转化性（transferability），从而做出决策；或者通过描述 RCT 中实施

的干预来帮助他们复制干预及其关键机制；或者通过确定正式 RCT 实施中的问题，帮助他们在将来实施干预时解决这些问题。为此，研究人员需要考虑与这些利益相关者进行有效沟通。公共和患者参与小组的成员可以通过易于公众理解的总结方式，不断促进定性研究结果向患者群体和一般人群的传播。他们还可以帮助研究人员了解研究与患者的相关性，并指导传播的内容。

如果研究人员与国际上卫生保健组织中相关专业人员、管理人员、专业机构和政策制定者合作，则会有力提升整个研究的影响力，从而第一时间确定研究问题。这可以在研究开展之前，确保利益相关者认识到此项研究与自身的关联。这同时适用于定性研究和 RCT。通过这些举措，可以让利益相关者参与到整个研究中，增加对研究的投入，并帮助他们根据研究结果采取适当的行动。

16.5 知识累积

研究人员不仅要考虑到混合方法研究各个组成部分间的影响，还要考虑到在研究的多个阶段积累知识并获益的影响。第 1 章框 1.1 中的例子在长期研究的第一阶段进行了定性研究，发现了现有卫生服务的问题。根据这一阶段的研究，研究人员设计了更加以患者为中心的服务措施，并且在推广到各个国家之前，通过 RCT 进行了干预和评估。使用定性研究来了解患者所面临的问题是这项工作的基础，换句话说，定性研究将整个研究引向了成功的方向。

利益相关者可能不会基于单一研究采取行动，而常常会等待系统综述的证据。这些系统综述为国家卫生保健指南提供证据。传统的指南是基于 RCT 的结果，也可以考虑扩展到这些 RCT 中定性研究的结果。

16.6 环境的重要性

大量有关初级保健从证据到实践的阻碍或促进因素的综述均表

明，干预措施与大环境之间的契合度对于证据是否能够成功应用至关重要（Lau et al.，2016）。这些系统综述和 meta 分析认为，卫生服务提供者和政策制定者应考虑相关的环境因素及其动态变化，以最大限度地促进初级保健中复杂干预措施的实施。这需要明确考虑研究背景。评估和随后实施复杂干预的大环境被认为是十分重要的（Moore et al.，2015；May et al.，2016）。定性研究可以用来描述背景环境，并帮助利益相关者理解环境对干预在 RCT 和常规实践中是否有效所起的作用（Raine et al.，2016）。也就是说，定性研究可能是在真实世界中应用有效性证据的关键。

16.7 要点回顾

- 在进行正式、昂贵的评估之前，定性研究可以帮助团队成员解决干预和 RCT 相关的问题。
- 在期刊文章摘要中明确描述定性研究对干预措施、实施或 RCT 过程的影响，可以增强定性研究的影响力。
- 在评估早期进行定性研究有助于将干预引向成功的方向。
- 定性研究可以帮助各类利益相关者了解实际环境对干预有效性的影响，从而帮助他们在应用 RCT 有效性证据方面做出决策。

16.8 思考问题

- 你希望你的定性研究结果被哪些群体倾听？
- 你希望他们何时依据你的研究结果采取行动？
- 你将如何分享你的发现以便利益相关者知道要采取什么行动以及为什么采取这些行动？
- 你是否对定性研究的数据收集、分析和撰写报告给予了足够的重视？

延伸阅读

Lau, R., Stevenson, F., Ong, B.N., Dziedzic, K., Treweek, S., Eldridge, S., Everitt, H., Kennedy, A., Qureshi, N., Rogers, A., Peacock, R., Murray, E. (2016). Achieving change in primary care—causes of the evidence to practice gap: systematic reviews of reviews. *Implementation Science*, 11(40), doi: 10.1186/s13012-016-0396-4.

参考文献

Abetz, L., Rofail, D., Mertzanis, P., Heelis, R., Rosa, K., Tellefsen, C., Roborel de Climens, A., McBurney, C., Thomas, S. (2009). Alzheimer's disease treatment: assessing caregiver preferences for mode of treatment delivery. *Advances in Therapy*, **26**(6), pp. 627–644. doi: 10.1007/s12325-009-0034-5.

Aoun, S., Deas, K., Toye, C., Ewing, G., Grande, G., Stajduhar, K. (2015). Supporting family caregivers to identify their own needs in end-of-life care: Qualitative findings from a stepped wedge cluster trial. *Palliative Medicine*, **29**(6), pp. 508–517. doi: 10.1177/0269216314566061.

Atkins S., Odendaal, W., Leon, N., Lutge, E., Lewin, S. (2015). Qualitative process evaluation for complex interventions. In: Richards, D.A., Hallberg, I.R. (eds), *Complex interventions in health. An overview of research methods*. London and New York: Routledge, pp. 239–248.

Audrey, S., Holliday, J., Parry-Langdon, N., Campbell, R. (2006). Meeting the challenges of implementing process evaluation within randomized controlled trials: the example of ASSIST (A Stop Smoking in Schools Trial). *Health Education Research*, **21**(3), pp. 366–377. doi: 10.1093/her/cyl029.

Balcazar, H., Rosenthal, L., De Heer, H., Aguirre, M., Flores, L., Vasquez, E., Duarte, M., Schulz, L. (2009). Use of community-based participatory research to disseminate baseline results from a cardiovascular disease randomized community trial for Mexican Americans living in a U.S.-Mexico border community. *Education for Health*, **22**(3), p. 279.

Barbour, R.S. (1999). The case for combining qualitative and quantitative approaches in health services research. *Journal of Health Services Research & Policy*, **4**(1), pp. 39–43.

Barbour, R.S. (2000). The role of qualitative research in broadening the 'evidence base' for clinical practice. *Journal of Evaluation in Clinical Practice*, **6**(2), pp. 155–163. doi: 10.1046/j.1365-2753.2000.00213.x

Bazeley, P. (2009). Analysing mixed methods data. In: Andrew, S. & Halcomb, E.J. (eds) *Mixed methods research for nursing and the health sciences*. Oxford: Wiley-Blackwell, pp. 84–118.

Beal, C.C., Stuifbergen, A., Volker, D., Becker, H. (2009). Women's experiences as members of attention control and experimental intervention groups in a randomized controlled trial. *Canadian Journal of Nursing Research*, **41**(4), pp. 16–31.

Beard, E., Lewis, J.J., Copas, A., Davey, C., Osrin, D., Baio, G., Thompson, J.A., Fielding, K.L., Omar, R.Z., Ononge, S., Hargreaves, J., Prost, A. (2015). Stepped wedge randomised controlled trials: systematic review of studies published between 2010 and 2014. *Trials*, **16**, 353. doi: 10.1186/s13063-015-0839-2.

Behets, F.M., Van Damme, K., Turner, A.N., Rabenja, N.L., Ravelomanana, N.L., Raharinivo, M.S., Zeller, K.A., Rennie, S.M., Swezey, T.A. (2008). Evidence-based planning of a randomized controlled trial on diaphragm use for prevention of sexually transmitted infections. *Sexually Transmitted Diseases*, **35**, pp. 238–242. doi: 10.1097/OLQ.0b013e31815abaa2.

BioMed Central (2017). *Pilot and feasibility studies*. https://pilotfeasibilitystudies.biomedcentral.com, accessed 24/2/17.

Bonell, C., Fletcher, A., Morton, M., Lorenc, T., Moore, L. (2012). Realist randomised controlled trials: a new approach to evaluating complex public health interventions. *Social Science & Medicine*, **75**(12), pp. 2299–2306. doi: 10.1016/j.socscimed.2012.08.032.

Bonell, C., Jamal, F., Melendez-Torres, G.J., et al. (2014). 'Dark logic': theorising the harmful consequences of public health interventions. *Journal of Epidemiology and Community Health*, **69**, pp. 95–98.

Bosch, M., Tavender, E.J., Brennan, S.E., Knott, J., Gruen, R.L., Green, S.E. (2016). The many organisational factors relevant to planning change in emergency care departments: a qualitative study to inform a cluster randomised controlled trial aiming to improve the management of patients with mild traumatic brain injuries. *PLoS ONE*, **11**(2), e0148091. doi:10.1371/journal.pone.0148091

Braun, V., Clarke, V. (2006). Using thematic analysis in psychology. *Qualitative Research in Psychology*, **3**, pp. 77–101. doi: 10.1191/1478088706qp063oa.

Brookes, S., Biddle, L., Paterson, C., Woolhead, G., Dieppe, P. (2007). 'Me's me and you's you': exploring patients' perspectives of single patient (n-of-1) trials in the UK. *Trials*, **8**, 10. doi: 10.1186/1745-6215-8-10.

Bryman, A. (2012). *Social Research Methods* (4th ed.). Oxford: OUP.

Bryman, A. (1988). *Quantity and Quality in Social Research (Contemporary Social Research)*. Abingdon: Routledge.

Bugge, C., Williams, B., Hagen, S., Logan, J., Glazener, C., Pringle, S., Sinclair, L. (2013). A process for Decision-making after Pilot and feasibility Trials (ADePT): development following a feasibility study of a complex intervention for pelvic organ prolapse. *Trials*, **14**, 353. doi: 10.1186/1745-6215-14-353.

Campbell, N.C., Murray, E., Darbyshire, J., Emery, J., Farmer, A., Griffiths, F., Guthrie, B., Lester, H., Wilson, P., Kinmonth, A.L. (2007). Designing and evaluating complex interventions to improve health care. *BMJ*, **334**(7591), pp. 455–459. doi: 10.1136/bmj.39108.379965.BE.

Campbell, M., Fitzpatrick, R., Haines, A., Kinmonth, A.L., Sandercock, P., Spiegelhalter, D., Tyrer, P. (2000). *Framework for design and evaluation of complex interventions to improve health*. BMJ, **321**(7262), pp. 694–696.

Campbell, R., Quilty, B., Dieppe, P. (2003). Discrepancies between patients' assessments of outcome: qualitative study nested within a randomised controlled trial. *BMJ*, **326**, pp. 252–253. doi: 10.1136/bmj.326.7383.252.

Campbell, R., Rawlins, E., Wells, S., Kipping, R.R., Chittleborough, C.R., Peters, T.J., Lawlor, D.A., Jago, R. (2015). Intervention fidelity in a school-based diet and physical activity intervention in the UK: Active for Life Year 5. *International Journal of Behavioral Nutrition and Physical Activity*, **12**, 141. doi: 10.1186/s12966-015-0300-7.

Cane, J., O'Connor, D., Michie, S. (2012). Validation of the theoretical domains framework for use in behaviour change and implementation research. *Implementation Science*, **7**, p. 37. doi: 10.1186/1748-5908-7-37.

CFHealthHub. (2016). CFHealthHub: development and evaluation of an intervention to support adherence to treatment in adults with cystic fibrosis. www.sheffield.ac.uk/scharr/sections/dts/ctru/cfhealthhub, accessed 24/2/17

Connelly, L.M., Yoder, L.H. (2000). Improving qualitative proposals: common problem areas. *Clinical Nurse Specialist*, **14**(2), pp. 69–74. doi: 10.1097/00002800-200003000-00009.

Cooper, C.L., Hind, D., Parry, G.D., Isaac, C.L., Dimairo, M., O'Cathain, A., Rose, A., Freeman, J.V., Martin, L., Kaltenthaler, E., Thake, A., Sharrack, B. (2011). Computerised cognitive behavioural therapy for the treatment of depression in people with multiple sclerosis: external pilot trial. *Trials*, **12**, p. 259. doi: 10.1186/1745-6215-12-259.

Cooper, C.L., O'Cathain, A., Hind, D., Adamson, J., Lawton, J., Baird, W. (2014). Conducting qualitative research within clinical trials units: avoiding potential pitfalls. *Contemporary Clinical Trials*, **38**, pp. 338–343. doi: 10.1016/j.cct.2014.06.002.

Coupe, N., Anderson, E., Gask, L., Sykes, P., Richards, D.A., Chew-Graham, C. (2014). Facilitating professional liaison in collaborative care for depression in UK primary care; a qualitative study utilising normalisation process theory. *BMC Family Practice*, 2014, 15, p. 78. doi: 10.1186/1471-2296-15-78.

Craig, P., Dieppe, P., Macintyre, S., Michie, S., Nazareth, I., Petticrew, M. (2008). Developing and evaluating complex interventions: the new Medical Research Council guidance. *BMJ*, **337**, a1655. doi: 10.1136/bmj.a1655.

Creswell, J.W. (2002). *Research design: qualitative, quantitative, and mixed methods approaches*. Thousand Oaks, CA: Sage Publications.

Creswell, J., Plano Clark, V. (2007). *Designing and Conducting Mixed Methods Research*. Thousand Oaks, CA: Sage Publications.

Creswell, J.W., Fetters, M.D., Plano Clark, V.L., Morales, A. (2009). Mixed methods intervention trials. In: Andrew, S., Halcomb, E.J. (eds). *Mixed methods research for nursing and the health sciences*. Oxford: Wiley-Blackwell, pp. 161–180.

Creswell, J.W., Klassen, A.C., Plano Clark, V.L., Smith, K.C., Office of Behavioral and Social Sciences Research (OBSSR). (2011). *Best practices for mixed methods research in the health sciences*. Bethesda, MD: National Institutes of Health.

Creswell, J.W., Plano Clark, V.L. (2011). *Designing and Conducting Mixed Methods Research* (2nd edn). Thousand Oaks, CA: Sage Publications.

Croot, L., Rimmer, M., Salway, S., Hatton, C., Dowse, E., Lavin, J., Bennett, S.E., Harris, J., O'Cathain, A. Adjusting a mainstream weight management intervention for people with intellectual disabilities: a user centred approach, submitted.

Curran, J.A., Brehaut, J., Patey, A.M., Osmond, M., Stiell, I., Grimshaw, J.M. (2013). Understanding the Canadian adult CT head rule trial: use of the theoretical domains frameworks for process evaluation. *Implementation Science*, **8**, p. 25. doi: 10.1186/1748-5908-8-25.

Curry, L.A., O'Cathain, A., Plano Clark, V.L., Aroni, R., Fetters, M., Berg, D. (2012). The role of group dynamics in mixed methods health sciences research teams. *Journal of Mixed Methods Research*, **6**(1), pp. 5–20. doi: 10.1177/1558689811416941.

Curry, L., Nunez-Smith, M. (2015). *Mixed methods in health sciences research: a practical primer*. Thousand Oaks, CA: Sage Publications.

Davidoff, F., Dixon-Woods, M., Leviton, L., Michie, S. (2015). Demystifying theory and its use in improvement. *BMJ Quality and Safety*, **24**(3), pp. 228–238. doi: 10.1136/bmjqs-2014-003627.

Daykin, A.R., Heawood, A., Lane, A., Macefield, R., McCann, S., Gamble, C., Shorter, G. (2014). A qualitative study of group decision making and member roles to understand and improve how trial oversight committees contribute to trial conduct. Society for Clinical Trials Annual Meeting (abstract). doi: 10.1186/1745-6215-16-S2-P78.

Dimairo, M., Boote, J., Julious, S.A., Nicholl, J.P., Todd, S. (2015). Missing steps in a staircase: a qualitative study of the perspectives of key stakeholders on the use of adaptive designs in confirmatory trials. *Trials*, **16**, 430. doi: 10.1186/s13063-015-0958-9.

Donovan, J.L., Mills, N., Smith, M., Brindle, L., Jacoby, A., Peters, T., Frankel, S., Neal, D., Hamdy, F. (2002). Quality improvement report: improving design and conduct of randomised trials by embedding them in qualitative research: ProtecT (prostate testing for cancer and treatment) study. Commentary: presenting unbiased information to patients can be difficult. *BMJ*, **325**(7367), pp. 766–770. doi: 10.1136/bmj.325.7367.766.

Donovan, J.L., Rooshenas, L., Jepson, M., Elliott, D., Wade, J., Avery, K., Mills, N., Wilson, C., Paramasivan, S., Blazeby J. (2016). Optimising recruitment and informed consent in randomised controlled trials: the development and implementation of the Quintet Recruitment Intervention (QRI), *Trials*, **17**(1), p. 283. doi: 10.1186/s13063-016-1391-4.

Drabble, S.J., O'Cathain, A., Thomas, K.J., Rudolph, A., Hewison, J. (2014). Describing qualitative research undertaken with randomised controlled trials in grant proposals: a documentary analysis. *BMC Medical Research Methodology*, pp. 14–24. doi: 10.1186/1471-2288-14-24.

Drabble, S.J., O'Cathain, A. (2015). Moving from randomised controlled trials to mixed methods intervention evaluations. In: Hesse-Biber, S., Johnson, B. (eds.). *The Oxford handbook of multimethod and mixed methods research inquiry*. Oxford University Press. pp. 406–425.

Duan, N., Kravitz, R. L., Schmid, C. H. (2013). Single patient (n-of-1) trials: a pragmatic clinical decision methodology for patient-centered comparative effectiveness research. *Journal of Clinical Epidemiology*, **66**, S1–S28. doi: 10.1016/j.jclinepi.2013.04.006.

Eldridge, S.M., Lancaster, G.A., Campbell, M.J., Thabane, L., Hopewell, S., Coleman, C.L., Bond, C.M. (2016). Defining feasibility and pilot studies in preparation for randomised controlled trials: development of a conceptual framework. *PLoS ONE 11*, 3, e0150205. doi: 10.1371/journal.pone.0150205.

Ellard, D.R., Taylor, S.J., Parsons, S., Thorogood, M. (2011). The OPERA trial: a protocol for the process evaluation of a randomised trial of an exercise intervention for older people in residential and nursing accommodation. *Trials*, **12**, 28. doi: 10.1186/1745-6215-12-28.

Emsley, R., Dunn, G., White, I.R. (2010). Mediation and moderation of treatment effects in randomised controlled trials of complex interventions. *Statistical Methods in Medical Research*, **19**(3), pp. 237–270. doi: 10.1177/0962280209105014.

Evans, B.A., Bedson, E., Bell, P., Hutchings, H., Lowes, L., Rea, D., Seagrove, A., Siebert, S., Smith, G., Snooks, H., Thomas, M., Thorne, K., Russell, I., WWORTH. (2013). Involving service users in trials: developing a standard operating procedure. *Trials*, **14**, 219. doi: 10.1186/1745-6215-14-219.

Fàbregues, S., Molina-Azorín, J.F. (2016). Addressing quality in mixed methods research: A review and recommendations for a future agenda. *Quality & Quantity*, pp. 1–17. doi: 10.1007/s11135-016-0449-4.

Farmer, T., Robinson, K., Elliott, S.J., Eyles, J. (2006). Developing and implementing a triangulation protocol for qualitative health research. *Qualitative Health Research*, **16**, pp. 377–394. doi: 10.1177/1049732305285708

Farquhar, M., Ewing, G., Higginson, I.J., Booth, S. (2010). The experience of using the SEIQoL-DW with patients with advanced chronic obstructive pulmonary disease (COPD): issues of process and outcome. *Quality of Life Research*, **19** (5), pp. 619–629. doi: 10.1007/s11136-010-9631-7.

Fetters, M.D., Curry, L.A., Creswell, J.W. (2013). Achieving integration in mixed methods designs—principles and practices. *Health Services Research*, **48**(6, pt. 2), pp. 2134–2156. doi: 10.1111/1475-6773.12117.

Fielding, N., Fielding, J. (1986). *Linking data (qualitative research methods)*. Thousand Oaks, CA: Sage Publications.

Flemming, K., Adamson, J., Atkin, K. (2008). Improving the effectiveness of interventions in palliative care: the potential role of qualitative research in enhancing evidence from randomized controlled trials. *Palliative Medicine*, **22**, pp. 123–131. doi: 10.1177/0269216307087319.

Frank, L., Basch, E., Selby J.V., Patient-Centered Outcomes Research Institute. (2014). The PCORI perspective on patient-centered outcomes research. *Journal of the American Medical Association*. **312** (15), pp. 1513–1514. doi: 10.1001/jama.2014.11100.

Garcia, J., Colson, P.W., Parker, C., Hirsch, J.S. (2015). Passing the baton: community-based ethnography to design a randomized clinical trial on the effectiveness of oral pre-exposure prophylaxis for HIV prevention among black men who have sex with men. *Contemporary Clinical Trials*, **45**(Part B), pp. 244–251. doi: 10.1016/j.cct.2015.10.005.

Giddings, L.S. (2006). Mixed-methods research Positivism dressed in drag? *Journal of Research in Nursing*, **11**(3), pp. 195–203. doi: 10.1177/1744987106064635.

Glasgow, R.E., Vogt, T.M., Boles, S.M. (1999). Evaluating the public health impact of health promotion interventions: the RE-AIM framework. *American Journal of Public Health*, **89**(9), pp. 1322–1327.

Glenton, C., Lewin, S., Scheel, I.B. (2011). Still too little qualitative research to shed light on results from reviews of effectiveness trials: a case study of a Cochrane review on the use of lay health workers. *Implementation science*, **6**(53), doi: 10.1186/1748-5908-6-53.

Goodkind, J.R., Amer, S., Christian, C., Hess, J.M., Bybee, D., Isakson, B.L., Baca, B., Ndayisenga, M., Greene, R.N., Shantzek, C. (2017). Challenges and innovations in a community-based participatory randomized controlled trial. *Health Education & Behaviour*, **44**(1), pp. 123–130. doi: 10.1177/1090198116639243.

Grant, A., Dreischulte, T., Treweek, S., Guthrie, B. (2012). Study protocol of a mixed-methods evaluation of a cluster randomized trial to improve the safety of NSAID and antiplatelet prescribing: data-driven quality improvement in primary care. *Trials*, **13**, p. 154. doi: 10.1186/1745-6215-13-154.

Grant, A., Treweek, S., Dreischulte, T., Foy, R., Guthrie, B. (2013). Process evaluations for cluster-randomised trials of complex interventions: a proposed framework for design and reporting. *Trials*, **14**, p. 15. doi: 10.1186/1745-6215-14-15.

Greene, J.C., Benjamin, L., Goodyear, L. (2001). The merits of mixing methods in evaluation. *Evaluation*, 7(1), pp. 25–44. doi: 10.1177/13563890122209504.

Greenhalgh, T., Robert, G., Macfarlane, F., Bate, P., Kyriakidou, O. (2004). Diffusion of innovations in service organizations: systematic review and recommendations. *Milbank Q.* **82**(4). pp. 581–629. doi: 10.1111/j.0887-378X.2004.00325.x

Greenhalgh, T., Annandale, E., Ashcroft, R., Barlow, J., Black, N., Bleakley, A., et al. (2016). An open letter to the BMJ editors on qualitative research. *BMJ*, **352**, p i563. doi: 10.1136/bmj.i563.

Grissmer, D.W. (2016). *A guide to incorporating multiple methods in randomized control trials to assess intervention effects* (2nd edn). http://www.apa.org/ed/schools/teaching-learning/mixed-methods.aspx.

Harman, N.L., Conroy, E.J., Lewis, S.C., Murray, G., Norrie, J., Sydes, M.R., Lane, J.A., Altman, D.G., Baigent, C., Bliss. J.M., Campbell, M.K., Elbourne, D., Evans, S., Sandercock, P., Gamble, C. (2015). Exploring the role and function of trial steering committees: results of an expert panel meeting. *Trials*, **16**, 597. doi: 10.1186/s13063-015-1125-z.

Hawe, P., Shiell, A., Riley, T. (2004). Complex interventions: how far "out of control" should a randomised controlled trial be? *BMJ*, **328**, pp. 1561–1563. doi: 10.1136/bmj.328.7455.1561.

Hesse-Biber, S. (2012). Weaving a multimethodology and mixed methods praxis into randomized control trials to enhance credibility. *Qualitative Inquiry*, **18**(10), pp. 876–889. doi: 10.1177/1077800412456964.

Higginson, I.J., Evans, C.J., Grande, G., Preston, N., Morgan, M., McCrone, P., Lewis, P., Fayers, P., Harding, R., Hotopf, M., Murray, S.A., Benalia, H., Gysels, M., Farquhar, M., Todd, C., MORECare. (2013). Evaluating complex interventions in end of life care: the MORECare Statement on good practice generated by a synthesis of transparent expert consultations and systematic reviews. *BMC Medicine*, **11**, p. 111. doi: 10.1186/1741-7015-11-111.

Hind, D., O'Cathain, A., Cooper, C.L., Parry, G.D., Isasac, C.L., Rose, A., Martin, L., Sharrack, B. (2009). The acceptability of computerised cognitive behaviour therapy for the treatment of depression in people with chronic physical disease: a qualitative study of people with multiple sclerosis. *Psychology and Health*, **25**(6), pp. 699–712. doi: 10.1080/08870440902842739.

Hoddinott, P., Britten, J., Pill, R. (2010). Why do interventions work in some places and not others: a breastfeeding support group trial. *Social Science & Medicine*, **70**(5), pp. 769–778. doi: 10.1016/j.socscimed.2009.10.067.

Hoddinott, P., Craig, L., Maclennan, G., Boyers, D., Vale, L., NHS Grampian and the University of Aberdeen FEST project team. (2012). Process evaluation for the FEeding Support Team (FEST) randomised controlled feasibility trial of proactive and reactive telephone support for breastfeeding women living in disadvantaged areas. *BMJ Open*, **2**(2), e001039, doi: 10.1136/bmjopen-2012-001039.

Hoddinott P, Pollock A, O'Cathain A, Boyer I, Taylor J, MacDonald C, Oliver S, Donovan JL. How to incorporate patient and public perspectives into the design and conduct of research, submitted.

Hsieh, S.F., Shannon, S.E. (2005). Three approaches to qualitative content analysis. *Qualitative Health Research*, **15** (9), pp. 1277–1288. doi: 10.1177/1049732305276687.

Hubbard, G., Adams, R., Campbell, A., Kidd, L., Leslie, S.J., Munro, J., Watson, A. (2016). Is referral of postsurgical colorectal cancer survivors to cardiac rehabilitation feasible and acceptable? A pragmatic pilot randomised controlled trial with embedded qualitative study. *BMJ Open*, **6**, e009284. doi: 10.1136/bmjopen-2015-009284.

Hutchings, H.A., Thorne, K., Jerzembek, G.S., Cheung, W.Y., Cohen, D., Durai, D., Rapport, F.L., Seagrove, A.C., Williams, J.G., Russell, I.T. (2016). Successful development and testing of a Method for Aggregating The Reporting of Interventions in Complex Studies (MATRICS). *Journal of Clinical Epidemiology*, **69**(0), pp. 193–198. doi: 10.1016/j.jclinepi.2015.08.006.

Jack, S.M., Sheehan, D., Gonzalez, A., MacMillan, H.L., Catherine, N., Waddell, C., for the BCHCP Process Evaluation Research Team. (2015). British Columbia Healthy Connections Project process evaluation: a mixed methods protocol to describe the implementation and delivery of the Nurse-Family Partnership in Canada. *BMC Nursing*, **14**, p. 47, doi: 10.1186/s12912-015-0097-3.

Jago, R., Rawlins, E., Kipping, R.R., Wells, S., Chittleborough, C., Peters, T.J., Mytton, J., Lawlor, D.A., Campbell, R. (2015). Lessons learned from the AFLY5 RCT process evaluation: implications for the design of physical activity and nutrition interventions in schools. *BMC Public Health*, **15**, p. 946. doi:10.1186/s12889-015-2293-1

Jamal, F., Fletcher, A., Shackleton, N., Elbourne, D., Viner, R., Bonell, C. (2015). The three stages of building and testing midlevel theories in a realist RCT: A theoretical and methodological case-example. *Trials*, **16**, p. 466. doi: 10.1186/s13063-015-0980-y.

Johnson, R.B., Schoonenboom J. (2015). Adding qualitative and mixed methods research to health intervention studies: interacting with differences. *Quality Health Research*, **26**(5), pp. 587–602. doi: 10.1177/1049732315617479.

Keeley, T., Williamson, P., Callery, P., Jones, L.L., Mathers, J., Jones, J., Young, B., Calvert, M. (2016). The use of qualitative methods to inform Delphi surveys in core outcome set development. *Trials*, **17**(1), p. 230. doi: 10.1186/s13063-016-1356-7.

W.K. Kellogg Foundation. (2004) *Logic model development guide. using logic models to bring together planning, evaluation, and action.* https://www.wkkf.org/resource-directory/resource/2006/02/wk-kellogg-foundation-logic-model-development-guide, accessed 20/11/17

Khan, M.A., Walley, J., Newell, J., Imdad, N. (2000). Tuberculosis in Pakistan: sSocio-cultural constraints and opportunities in treatment. *Social Science & Medicine*, **50**(2), pp. 247–254. doi: 10.1016/S0277-9536(99)00279-8.

Kipping, R., Payne, C., Lawlor, D.A. (2008). Randomised controlled trial adapting American school obesity prevention to England. *Archives of Disease in Childhood*, **93**(6), pp. 469–473. doi: 10.1136/adc.2007.116970.

Kipping, R.R., Jago, R., Lawlor, D.A. (2012). Developing parent involvement in a school-based child obesity prevention intervention: a qualitative study and process evaluation. *Journal of Public Health (Oxford)*, **34**(2), pp. 236–44. doi: 10.1093/pubmed/fdr076.

Kipping, R.R., Howe, L.D., Jago, R., Campbell, R., Wells, S., Chittleborough, C.R., Mytton, J., Noble, S.M., Peters, T.J., Lawlor, D.A. (2014). Effect of intervention aimed at increasing physical activity, reducing sedentary behaviour, and increasing fruit and vegetable consumption in children: Active for Life Year 5 (AFLY5) school based cluster randomised controlled trial. *BMJ*, **348**, g3256. doi: 10.1136/bmj.g3256.

Lau, R., Stevenson, F., Ong, B.N., Dziedzic, K., Treweek, S., Eldridge, S., Everitt, H., Kennedy, A., Qureshi, N., Rogers, A., Peacock, R., Murray, E. (2016). Achieving change in primary care—causes of the evidence to practice gap: systematic reviews of reviews. *Implementation Science*, **11**, p. 40, doi: 10.1186/s13012-016-0396-4.

Lawlor, D.A., Jago, R., Noble, S.M., Chittleborough, C.R., Campbell, R., Mytton, J., Howe, L.D., Peters, T.J., Kipping, R.R. (2011). The Active for Life Year 5 (AFLY5) school based cluster randomised controlled trial: Study protocol for a randomized controlled trial. *Trials*, **12**, pp. 181–94. doi: 10.1186/1745-6215-12-181.

Lawlor, D.A., Peters, T., Howe, L., Noble, S., Kipping, R., Jago, R. (2013). The Active for Life Year 5 (AFLY5) school-based cluster randomised controlled trial protocol: detailed statistical analysis plan. *Trials*, **14**, 234. doi: 10.1186/1745-6215-14-234.

Lawlor, D.A., Howe, L.D., Anderson, E.L., Kipping, R.R., Campbell, R., Wells, S., Chittleborough, C.R., Peters, T.J., Jago, R. (2016a). The Active for Life Year 5 (AFLY5) school-based cluster randomised controlled trial: effect on potential mediators. *BMC Public Health*, **16**, 68. doi: 10.1186/s12889-016-2734-5.

Lawlor, D.A., Kipping, R.R., Anderson, E.L., Howe, L.D., Chittleborough, C.R., Moure-Fernandez, A., Noble, S.M., Rawlins, E., Wells, S.L., Peters, T.J., Jago, R., Campell, R. (2016b). Active for Life Year 5: a cluster randomised controlled trial of a primary school-based intervention to increase levels of physical activity, decrease sedentary behaviour and improve diet. *Public Health Research*, **4**, p. 7.

Lawton, J., Kirkham, J., White, D., Rankin, D., Cooper, C., Heller, S. (2015). Uncovering the emotional aspects of working on a clinical trial: a qualitative study of the experiences and views of staff involved in a type 1 diabetes trial. *Trials*, **16**, 3. doi: 10.1186/1745-6215-16-3.

Lewin, S., Glenton, C., and Oxman, A.D. (2009). Use of qualitative methods alongside randomised controlled trials of complex healthcare interventions: Methodological study. *British Medical Journal*, **339**, b3496. doi: 10.1136/bmj.b3496.

Lewin, S., Glenton, C., Munthe-Kaas, H., Carlsen, B., Colvin, C.J., Gülmezoglu, M., et al. (2015). Using qualitative evidence in decision making for health and social interventions: an approach to assess confidence in findings from qualitative evidence syntheses (GRADE-CERQual). *PLoS Med*, **12**(10), e1001895. doi: 10.1371/journal.pmed.1002065.

Leykum, L.K., Pugh, J.A., Lanham, H.J., Harmon, J., McDaniel, R.R. Jr. (2009). Implementation research design: integrating participatory action research into randomized controlled trials. *Implementation Science*, **4**, p. 69. doi: 10.1186/1748-5908-4-69.

Linnan, L., Steckler, A. (2002). Process evaluations for public health interventions and research. In Steckler, A. & Linnan, L., (eds) *Process evaluations for public health interventions and research*. San Francisco, CA: Jossey-Bass, pp. 1–23.

Liu, H., Lindley, R., Alim, M., Felix, C., Gandhi, D.B., Verma, S.J., Tugnawat, D.K., Syrigapu, A., Ramamurthy, R.K., Pandian, J.D., Walker, M., Forster, A., Anderson, C.S., Langhorne, P., Murthy, G.V., Shamanna, B.R., Hackett, M.L., Maulik, P.K., Harvey, L.A. (2016). Protocol for process evaluation of a randomised controlled trial of family-led rehabilitation post stroke (ATTEND) in India. *BMJ Open*, **6**(9), e012027. doi: 10.1136/bmjopen-2016-012027.

Loder, E., Groves, T., Schroter, S., Merino, J.G., Weber, W. (2016). Qualitative research and the *BMJ*. *BMJ*, **352**, p. i641. doi: 10.1136/bmj.i641.

Marchal, B., Westhorp, G., Wong, G., Van Belle, S., Greenhalgh, T., Kegels, G., Pawson, R. (2013). Realist RCTs of complex interventions—an oxymoron. *Social Science & Medicine*, **94**, pp. 124–128. doi: 10.1016/j.socscimed.2013.06.025.

Masood, Y., Lovell, K., Lunat, F., Atif, N., Waheed, W., Rahman, A., Mossabir, R., Chaudhry, N., Husain, N. (2015). Group psychological intervention for postnatal depression: a nested qualitative study with British South Asian women. *BMC Womens Health*, **15**, 109. doi: 10.1186/s12905-015-0263-5.

May, C.R., Finch, T., Ballini, L., MacFarlane, A., Mair, F., Murray, E., Treweek, S., Rapley, T. (2011). Evaluating complex interventions and health technologies using normalization process theory: development of a simplified approach and web enabled toolkit. *BMC Health Services Research*, **11**, p. 245. doi: 10.1186/1472-6963-11-245.

May, C.R., Johnson, M., and Finch, T. (2016). Implementation, context and complexity. *Implementation Science*, **11**, p. 141. doi: 10.1186/s13012-016-0506-3.

Mays, N. and Pope C. (2000). Qualitative research in health care: Assessing quality in qualitative research. *BMJ*, **320**(7226), pp. 50–52. doi: 10.1136/bmj.320.7226.50.

McCambridge, J., Witton, J., Elbourne, D.R. (2014). Systematic review of the Hawthorne effect: new concepts are needed to study research participation effects. *Journal of Clinical Epidemiology*, **67**(3), pp. 267–277. doi: 10.1016/j.jclinepi.2013.08.015.

McEvoy, R., Ballini, L., Maltoni, S., O'Donnell, C.A., Mair, F.S., Macfarlane, A. (2014). A qualitative systematic review of studies using the normalization process theory to research implementation processes. *Implementation Science*, **9**, p. 2. doi: 10.1186/1748-5908-9-2.

McMullen, H., Griffiths, C., Leber, W., Greenhalgh, T. (2015). Explaining high and low performers in complex intervention trials: a new model based on diffusion of innovations theory. *Trials*, **16**, p. 242. doi: 10.1186/s13063-015-0755-5.

McQueen A., Bartholomew, L.K., Greisinger, A.J., Medina, G.G., Hawley, S.T., Haidet, P., Bettencourt, J.L., Shokar, N.K., Ling, B.S., Vernon, S.W. (2009). Behind closed doors: physician-patient discussions about colorectal cancer screening. *Journal of General Internal Medicine*, **24**(11), pp. 1228–1235.

Mertens, D.M. and Tarsilla, M. (2015). 'Mixed-Methods Evaluation'. In: Hesse-Biber, S.N., Johnson, R.B. (eds) *The Oxford handbook of multimethod and mixed methods research inquiry*. Oxford Library of Psychology. Oxford: Oxford University Press.

Miles, M., Huberman, A. (1994). *Qualitative data analysis: an expanded sourcebook*. Thousand Oaks, CA: Sage Publications.

Moffatt, S., White, M., Mackintosh, J., Howel, D. (2006). Using quantitative and qualitative data in health services research—what happens when mixed method findings conflict? *BMC Health Services Research*, **6**, p. 28. doi: 10.1186/1472-6963-6-28.

Moodie, E.E., Karran, J.C., Shortreed, S.M. (2016). A case study of SMART attributes: a qualitative assessment of generalizability, retention rate, and trial quality. *Trials*, **17**(1), p. 242. doi: 10.1186/s13063-016-1368-3.

Moore, G., Audrey, S., Barker, M., Bond, L., Bonell, C., Cooper, C., Hardeman, W., Moore, L., O'Cathain, A., Tannaze, T., Wight, D., Baird, J. (2015). Process evaluation of complex interventions. Medical Research Council guidance. *BMJ*, **350**, p. h1258. doi: 10.1136/bmj.h1258.

Morgan, D.L. (1998). Practical strategies for combining qualitative and quantitative methods: applications to health research. *Qualitative Health Research*, **8**, p. 362. doi: 10.1177/104973239800800307.

Morgan, D.L. (2007). Paradigms lost and pragmatism regained methodological implications of combining qualitative and quantitative methods. *Journal of Mixed Methods Research*, **1**(1), pp. 48–76. doi: 10.1177/2345678906292462.

Morgan, H., Thomson, G., Crossland, N., Dykes, F., Hoddinott, P. (2016). Combining public and patient involvement with qualitative research to engage 'harder-to-reach' populations: service user groups as co-applicants on a platform study for a trial. *Research Involvement and Engagement*, **2**, p. 7. doi: 10.1186/s40900-016-0023-1.

Moran-Ellis, J., Alexander, V.D., Cronin, A., Dickinson, M., Fielding, J., Sleney, J., Thomas, H. (2006). Triangulation and integration: processes, claims and implications. *Qualitative Research*, **6**, pp. 45–59. doi: 10.1177/1468794106058870.

Morgan-Trimmer, S., Wood, F. (2016). Ethnographic methods for process evaluations of complex health behaviour interventions. *Trials*, **17**, p. 232. doi: 10.1186/s13063-016-1340-2.

Munro, A., Bloor, M. (2010). Process evaluation: The new miracle ingredient in public health research? *Qualitative Research*, **10**, pp. 699–713. doi: 10.1177/1468794110380522.

Murphy, E., Dingwall, R., Greatbatch, D., Parker, S., Watson, P. (1998). Qualitative research methods in health technology assessment: a review of the literature. *Health Technology Assessment*, **2**(16): pp. iii–ix, 1–274. doi: 10.3310/hta2160.

Murray, E., Treweek, S., Pope, C., MacFarlane, A., Ballini, L., Dowrick, C., Finch, T., Kennedy, A., Mair, F., O'Donnell, C., Ong, B.N., Rapley, T., Rogers, A., May, C. (2010). Normalisation process theory: a framework for developing, evaluating and implementing complex interventions. *BMC Medicine*, **8**, p. 63. doi: 10.1186/1741-7015-8-63.

Murtagh, M.J., Thomson, R.G., May, C.R., Rapley, T., Heaven, B.R., Graham, R.H., Kaner, E.F., Stobbart, L., Eccles, M.P. (2007). Qualitative methods in a randomised controlled trial: the role of an integrated qualitative process evaluation in providing evidence to discontinue the intervention in one arm of a trial of a decision support tool. *Quality &Safety in Health Care*, **16**, pp. 224–229. doi: 10.1136/qshc.2006.018499.

Nakash, R.A., Hutton, J.L., Lamb, S.E., Gates, S., Fisher, J. (2008). Response and non-response to postal questionnaire follow-up in a clinical trial—a qualitative study of the patient's perspective. *Journal of Evaluation in Clinical Practice*, **14**(2), pp. 226–235. doi: 10.1111/j.1365-2753.2007.00838.x.

Noyes, J., Popay, J., Pearson, A., Hannes K., Booth, A., on behalf of the Cochrane Qualitative Research Methods Group. (2011). Qualitative research and Cochrane reviews. In: Higgins, J.P.T., Green, S. (eds). *Cochrane handbook for systematic reviews of interventions* Version 5.1.0 [updated March 2011]. The Cochrane Collaboration, 2011. www.handbook.cochrane.org.

Oakley, A., Strange, V., Bonell, C., Allen, E., Stephenson, J. (2006). Process evaluation in randomised controlled trials of complex interventions. *BMJ*, **332**, 413. doi: 10.1136/bmj.332.7538.413.

O'Cathain, A., Walters, S.J., Nicholl, J.P., Thomas, K.J., Kirkham, M. (2002). Use of evidence based leaflets to promote informed choice in maternity care: randomised controlled trial in everyday practice. *BMJ*, **324**, pp. 643–646.

O'Cathain, A., Murphy, E., Nicholl, J.P. (2008). The quality of mixed methods studies in health services research. *Journal of Health Services Research and Policy*, **13**(2), pp. 92–98. doi: 10.1258/jhsrp.2007.007074.

O'Cathain, A. (2009), Reporting results. In: Andrew, S., Halcomb, E. (eds). *Mixed methods research for nursing and the health sciences*. Oxford: Blackwell Publishing, pp. 135–158.

O'Cathain, A., Murphy, E., Nicholl, J.P. (2010). Three techniques for integrating qualitative and quantitative methods in health services research. *BMJ*, **341**, pp. 1147–1150. doi: 10.1136/bmj.c4587.

O'Cathain, A., Thomas, K.J., Drabble, S.J., Rudolph, A., Hewison, J. (2013). What can qualitative research do for randomised controlled trials? A systematic mapping review. *BMJ Open*, **3**(6), p. e002889. doi: 10.1136/bmjopen-2013-002889.

O'Cathain, A., Goode, J., Drabble, S.J., Thomas, K.J., Rudolph, A., Hewison, J. (2014a). Getting added value from using qualitative research with randomised controlled trials: A qualitative interview study. *Trials*, **15**, p. 215. doi: 10.1186/1745-6215-15-215.

O'Cathain, A., Thomas, K.J., Drabble, S.J., Rudolph, A., Goode, J., Hewison, J. (2014b). Maximising the value of combining qualitative research and randomised controlled trials in health research: the QUAlitative Research in Trials (QUART) study—a mixed methods study. *Health Technology Assessment*, **18**(38), pp. 1–197. doi: 10.3310/hta18380.

O'Cathain, A., Hoddinott, P., Lewin, S., Thomas, K.J., Young, B., Adamson, J., Jansen, Y.J.F.M., Mills, N., Moore, G., Donovan, J.L. (2015). Maximising the impact of qualitative research in feasibility studies for randomised controlled trials: guidance for researchers. *Feasibility and Pilot Studies*, **1**, p. 32. doi: 10.1186/s40814-015-0026-y.

O'Cathain, A., Drabble, S.J., Foster, A., Horspool, K., Edwards, L., Thomas, C., Salisbury, C. (2016). Being human: A qualitative interview study exploring why a telehealth intervention for management of chronic conditions had a modest effect. *Journal of Medical Internet Research*, **18**(6), p. e163. doi: 10.2196/jmir.5879.

Parry, G., Power, M. (2016). To RCT or not to RCT? The ongoing saga of randomised trials in quality improvement. *BMJ Qual Saf,* **25**, pp. 221–223. doi:10.1136/bmjqs-2015-004862.

Pawson, R., Tilley, N. (2004). Realist evaluation. In: Matthieson, S. (ed). *Encyclopaedia of evaluation*. Thousand Oaks, CA: Sage Publications.

Penn, C., Evans, M. (2009). Recommendations for communication to enhance informed consent and enrolment at multilingual research sites. *African Journal of AIDS Research*, **8**(3), pp. 285–294. doi: 10.2989/AJAR.2009.8.3.5.926.

Petticrew, M., Rehfuess, E., Noyes, J., Higgins, J., Mayhew, A., Pantoja, T., Shemilt, I., Sowden, A. (2013). Synthesizing evidence on complex interventions: How meta-analytical, qualitative, and mixed-method approaches can contribute. *Journal of Clinical Epidemiology*, **66**(11), pp. 1230–1243. doi: 10.1016/j.jclinepi.2013.06.005.

Petticrew, M., (2015). Time to rethink the systematic review catechism? Moving from 'what works' to 'what happens'. *Systematic Reviews*, **4**, p. 36. doi: 10.1186/s13643-015-0027-1.

Plano Clark V.L., Schumacher, K., West, C., Edrington, J., Dunn, L.B., Harzstark, A., Melisko, M., Rabow, M.W., Swift, P.S., Miaskowski, C. (2013). Practices for embedding an interpretive qualitative approach within a randomized clinical trial. *Journal of Mixed Methods Research*, **7**, pp. 219–242. doi: 10.3310/hta19830.

Popay, J., Williams, G. (1998). Qualitative research and evidence-based healthcare. *Journal of the Royal Society of Medicine*, **91**(35), pp. 32–37.

Pope, C., Mays, N. (1995). Reaching the parts other methods cannot reach: an introduction to qualitative methods in health and health services research. *BMJ*, **311**(6996), pp. 42–45. doi: 10.1136/bmj.311.6996.42.

Pope, C., Mays, N. (eds). (2006). *Qualitative rsearch in health care* (3rd edn). Oxford: Blackwell Publishing (revised edition).

Pope, D.S., Atkins, S., Deluca, A.N., Hausler, H., Hoosain, E., Celentano, D.D., Chaisson, R.E. (2010). South African TB nurses' experiences of provider-initiated HIV counselling and testing in the Eastern Cape Province: A qualitative study. *AIDS Care*, **22**(2), pp. 238–245. doi: 10.1080/09540120903040594.

Prothero, J., Bower, P., Chew-Graham, C. (2007). The use of mixed methodology in evaluating complex interventions: identifying patient factors that moderate the effects of a decision aid. *Family Practice*, **24**, pp. 594–600. doi: 10.1093/fampra/cmm066.

Punch, K.F. (2016). *Developing effective research proposals* (3rd edn). Thousand Oaks, CA: Sage Publications.

Raine, R., Fitzpatrick, R., Barratt, H., Bevan, G., Black, N., Boaden, R., Bower, P., Campbell, M., Denis, J.L., Devers, K., Dixon-Woods, M., Fallowfield, L., Forder, J., Foy, R., Freemantle, N., Fulop, N.J., Gibbons, E., Gillies, C., Goulding, L., Grieve, R., Grimshaw, J., Howarth, E., Lilford, R.J., McDonald, R., Moore, G., Moore, L., Newhouse, R., O'Cathain, A., Or, Z., Papoutsi, C., Prady, S., Rycroft-Malone, J., Sekhon, J., Turner, S., Watson, S.I., Zwarenstein, M. (2016). Challenges, solutions and future directions in the evaluation of service innovations in health care and public health. *Health Services and Delivery Research*, **4**, p. 16.

Rapport, F., Storey, M., Porter, A., Snooks, H., Jones, K., Peconi, J., Sánchez, A., Siebert, S., Thorne, K., Clement, C., Russell, I. (2013). Qualitative research within trials: developing a standard operating procedure for a Clinical Trials Unit. *Trials*, **14**, p. 54. doi: 10.1186/1745-6215-14-54.

Riley, T., Hawe, P., Shiell, A. (2005). Contested ground: How should qualitative evidence inform the conduct of a community intervention trial? *Journal of Health Services Research & Policy*, **10**(2), pp. 103–110. doi: 10.1258/1355819053559029.

Ritchie, J., Spencer, L. (1994). Qualitative data analysis for applied policy research. In: Bryman, A., Burgess, R. (eds). *Analysing qualitative data*. London: Routledge, pp. 173–194.

Ritchie, J., Lewis, J. (2013). *Qualitative research practice: a guide for social science students and researchers* (2nd edn). Thousand Oaks, CA: Sage Publications.

Romo, N., Poo, M., and Ballesta, R. (2009). From illegal poison to legal medicine: A qualitative research in a heroin-prescription trial in Spain. *Drug and alcohol review*, **28**(2), pp. 186–195. doi: 10.1111/j.1465-3362.2008.00015.x.

Rooshenas, L., Mcmullen, C., Mathers, J., Townsend, D., Donovan, J., Blazeby, J. (2015). How pre-trial qualitative research can change proposed RCT design: a case study and implications for future research. *Trials*, **16**(Suppl. 2), p. O35. doi: 10.1186/1745-6215-16-S2-O35.

Salisbury, C., O'Cathain, A., Edwards, L., Thomas, C., Gaunt, D., Hollinghurst, S., Nicholl, J., Large, S., Yardley, L., Lewis, G., Foster, A., Garner, K., Horspool, K., Man, M.S., Rogers, A., Pope, C., Dixon, P., Montgomery, A.A. (2016). Effectiveness of an integrated telehealth service for patients with depression: a pragmatic randomised controlled trial of a complex intervention. *Lancet, Psychiatry*, **3**(6), pp. 515–525. doi: 10.1016/S2215-0366(16)00083-3.

Salisbury, C., O'Cathain, A., Thomas, C., Edwards, L., Montgomery, A.A., Hollinghurst, S., Large, S., Nicholl, J., Pope, C., Rogers, A., Lewis, G., Fahey, T., Yardley, L.,

Brownsell, S., Dixon, P., Drabble, S., Esmonde, L., Foster, A., Garner, K., Gaunt, D., Horspool, K., Man, M., Rowsell, A., Segar, J. (2017). An evidence-based approach to the use of telehealth in long-term health conditions: development of an intervention and evaluation through pragmatic randomised controlled trials in patients with depression or raised cardiovascular risk. *Programme Grants for Applied Research*, 5, p. 1. doi: 10.3310/pgfar05010.

Sandelowski, M, (1996). Using qualitative methods in intervention studies. *Research in Nursing & Health*, 19, pp. 359–364. doi: 10.1002/(SICI)1098-240X(199608)19:4<359::AID-NUR9>3.0.CO;2-H.

Sandelowski, M., and Barroso, J. (2003). Writing the proposal for a qualitative research methodology project. *Qualitative Health Research*, 13(6), pp. 781–820.doi: 10.1177/1049732303013006003.

Sawtell, M., Jamieson, L., Wiggins, M., Smith, F., Ingold, A., Hargreaves, K., Khatwa, M., Brooks, L., Thompson, R., Christie, D. (2015). Implementing a structured education program for children with diabetes: Lessons learnt from an integrated process evaluation. *BMJ Open Diabetes Research & Care*, 3(1), e000065. doi: 10.1136/bmjdrc-2014-000065.

Schumacher, K.L., Koresawa, S., West, C., Dodd, M., Paul, S.M., Tripathy, P., Koo, P., Miaskowski, C. (2005). Qualitative research contribution to a randomized clinical trial. *Research in Nursing and Health*, 28(3), pp. 268–280. doi: 10.1002/nur.20080.

SCT (2013) 34th Annual Meeting, Boston, Massachusetts, USA, May 19–22, http://www.sctweb.org/public/meetings/2013/home.cfm

Shagi, C., Vallely, A., Kasindi, S., Chiduo, B., Desmond, N., Soteli, S., Kavit, N., Vallely, L., Lees, S., Hayes, R., Ross, D. (2008). A model for community representation and participation in HIV prevention trials among women who engage in transactional sex in Africa. *AIDS Care*, 20(9), pp. 1039–1049. doi: 10.1080/09540120701842803.

Silverman, S.L. (2013). *Doing qualitative research*. Thousand Oaks, CA: Sage Publications.

Simons, L. (2007). Moving from collision to integration. Reflecting on the experience of mixed methods. *Journal of Research in Nursing*, 12, pp. 73–83. doi:10.1177/1744987106069514.

Smith, J. A., Flowers, P., Larkin, M. (2009). *Interpretative phenomenological analysis: theory, method and research*. London: Sage Publications.

Smith, J.D., Baillie, J., Baglin, T., O'Griffiths, G., Casbard, A., Cohen D., Fitzmaurice, D.A., Hood, K., Rose, P., Cohen, A.T., Johnson, M., Maraveyas, A., Bell, J., Toone, H., Nelson, A., Noble, S.I. (2014). A feasibility study to inform the design of a randomized controlled trial to identify the most clinically and cost effective Anticoagulation Length with low molecular weight heparin in the treatment of Cancer Associated Thrombosis (ALICAT): study protocol for a mixed-methods study. *Trials*, 15, 122. doi: 10.1186/1745-6215-15-122.

Sniehotta, F., Presseau, J., Hobbs, N., Araújo-Soares, V. (2012). Testing self-regulation interventions to increase walking using factorial randomized N-of-1 trials. *Health Psychology*, 31(6), pp. 733–737. doi: 10.1037/a0027337.

Snowdon, C., Brocklehurst, P., Tasker, R., Ward Platt, M., Harvey, S., Elbourne, D. (2014). Death, bereavement and randomised controlled trials (BRACELET): a methodological study of policy and practice in neonatal and paediatric intensive care trials. *Health Technology Assessment*, 18(42), pp. 1–410. doi: 10.3310/hta18420.

Song, M.K., Ward, S.E., Happ, M.B., Piraino, B., Donovan, H.S., Shields, A.M., Connolly, M.C. (2009). Randomized controlled trial of SPIRIT: an effective approach to preparing African-American dialysis patients and families for end of life. *Research in Nursing & Health*, **32**(3), pp. 260–273, doi: 10.1002/nur.20320.

Song, M.K., Sandelowski, M., Happ, M.B. (2010). Current practices and emerging trends in conducting mixed methods intervention studies in health sciences. In Tashakkori A., and Teddlie C. (eds), *Mixed methods in social & behavioural research* (2nd edn). Thousand Oaks, CA: Sage Publications, pp. 725–747.

Stapleton, H., Kirkham, M., Thomas G. (2002). Qualitative study of evidence based leaflets in maternity care. *BMJ (Clinical research ed.)*, **324**(7338), p. 639. doi: 10.1136/bmj.324.7338.639.

Strauss, A., Corbin, J. (1990). *Basics of qualitative research: grounded theory*. Thousand Oaks, CA: Sage Publications.

Teddlie, C., Tashakkori, A. (2008). *foundations of mixed methods research: integrating quantitative and qualitative approaches in the social and behavioral sciences*. Thousand Oaks, CA: Sage Publications.

Thomas, C., Man, M.S., O'Cathain, A., Hollinghurst, S., Large, S., Edwards, L., Nicholl, J., Montgomery, A., Salisbury, C. (2014). Effectiveness and cost-effectiveness of a telehealth intervention to support the management of long-term conditions: study protocol for two linked randomized controlled trials. *Trials*, **15**, 36. doi: 10.1186/1745-6215-15-36.

Thorne, S. (2008). *Interpretive description*. Walnut Creek, CA: Left Coast Press.

Thorstensson, C.A., Lohmander, L.S., Frobell, R.B., Roos, E.M., Gooberman-Hill, R. (2009). Choosing surgery: patients' preferences within a trial of treatments for anterior cruciate ligament injury. A qualitative study. *BMC Musculoskeletal Disorders*, **10**, p. 100. doi: 10.1186/1471-2474-10-100.

Tong, A., Sainsbury, P., Craig, J. (2007). Consolidated criteria for reporting qualitative research (COREQ): a 32-item checklist for interviews and focus groups. *International Journal for Quality in Healthcare*, **19**(6), pp. 349–357. doi: 10.1093/intqhc/mzm042.

Tonkin-Crine, S., Anthierens, S., Francis, N.A., Brugman, C., Fernandez-Vandellos, P., Krawczyk, J., Llor, C., Yardley, L., Coenen, S., Godycki-Cwirko, M., Butler, C.C., Verheij, T.J., Goossens, H., Little, P., Cals, J.W., GRACE INTRO team. (2014). Exploring patients' views of primary care consultations with contrasting interventions for acute cough: a six-country European qualitative study. *Primary Care Respiratory Medicine*, **24**, p. 14026. doi: 10.1038/npjpcrm.2014.26.

Tonkin-Crine, S., Anthierens, S., Hood, K., Yardley, L., Cals, J.W.L., Francis, N.A., Coenen, S., van der Velden, A.W., Godycki-Cwirko, M., Llor, C., Butler, C.C., Verheij, T.J.M., Goossens, H., Little, P., on behalf of the GRACE INTRO/CHAMP consortium. (2016). Discrepancies between qualitative and quantitative evaluation of randomised controlled trial results: Achieving clarity through mixed methods triangulation. *Implementation Science*, **11**, p. 66. doi: 10.1186/s13012-016-0436-0.

Torgerson, D.J., Torgerson, C. J. (2008). *Designing randomised trials in health, education and the social sciences: an introduction*. Basingstoke: Palgrave Macmillan.

Toye, F., Williamson, E., Williams, M.A., Fairbank, J., Lamb, S.E. (2016). What value can qualitative research add to quantitative research design? An example from an adolescent idiopathic scoliosis trial feasibility study. *Qualitative Health Research*, pp. 1–13(s). doi: 10.1177/1049732316662446.

Treweek, S., Zwarenstein, M. (2009). Making trials matter: pragmatic and explanatory trials and the problem of applicability. *Trials*, **10**, 37. doi: 10.1186/1745-6215-10-37.

Trickett, E.J. (2011). Community-based participatory research as worldview or instrumental strategy: is it lost in translation(al) research? *American Journal of Public Health*, **101**(8), pp. 1353–1355. doi: 10.2105/AJPH.2011.300124.

Van Ness, P.H., Murphy, T.E., Ather, A. (2016). Attention to individuals: mixed methods for N-of-1 health care interventions. *Journal of Mixed Methods Research*, **11**(3), pp. 342–354. doi: 10.1177/1558689815623685.

Waheed, W., Hughes-Morley, A., Woodham, A., Allen, G., Bower, P. (2015). Overcoming barriers to recruiting ethnic minorities to mental health research: a typology of recruitment strategies. *BMC Psychiatry*, **15**, p. 101. doi:10.1186/s12888-015-0484-z.

Walley, J.D., Khan, M.A., Newell, J.N., Khan, M.H. (2001). Effectiveness of the direct observation component of DOTS for tuberculosis: a randomised controlled trial in Pakistan. *Lancet*, **357**(9257), pp. 664–669. doi: 10.1016/S0140-6736(00)04129-5.

Wells, M., Williams, B., Treweek, S., Coyle, J., Taylor, J. (2012). Intervention description is not enough: evidence from an in-depth multiple case study on the untold role and impact of context in randomised controlled trials of seven complex interventions. *Trials*, **13**(1), p. 95. doi: 10.1186/1745-6215-13-95.

White, E., Winstanley, J. (2009). Implementation of clinical supervision: educational preparation and subsequent diary accounts of the practicalities involved, from an Australian mental health [corrected] nursing innovation. *Journal of Psychiatric and Mental Health Nursing*, **16**, pp. 895–903. doi: 10.1111/j.1365-2850.2009.01466.x.

Wiart, L., Rosychuk, R.J., Wright, F.V. (2016). Evaluation of the effectiveness of robotic gait training and gait-focused physical therapy programs for children and youth with cerebral palsy: a mixed methods RCT. *BMC Neurology*, **16**, 86. doi: 10.1186/s12883-016-0582-7.

Yin, R.K. (2003). *Case study research: design and methods: applied social research methods* (5th edn). Thousand Oaks, CA: Sage Publications.